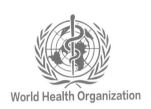

World Health Organization

重症监护培训手册

CRITICAL CARE TRAINING TOOLKIT

U0276566

编　　著：世界卫生组织（WHO）

主　　译：卢洪洲　张志勇

副 主 译：沈银忠　宋元林　卢水华　张晓燕

译　　者：（按姓氏笔画排序）

王珍燕　王　琳　石　磊　卢水华　卢洪洲

田　棣　刘　祎　刘　莉　齐唐凯　汤　阳

李　涛　汪邦芳　沈银忠　宋元林　宋　炜

张仁芳　张志勇　张　林　张晓玲　张晓燕

周利君　官丽倩　胡芸文　俞　娟　梅　雪

董文静　董　宁　鲍美娟　蔡仁田　戴亚鸣

学术秘书：董文静

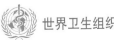
復旦大學 出版社

世界卫生组织

致　谢

重症监护培训项目是在世界卫生组织(WHO)全球流感项目负责人 Nikki Shindo 博士的带领和指导下通过许多人的努力共同完成的。其中,最要感谢在 WHO 以 Janet V. Diaz 为首的几位国际专家,加拿大多伦多大学 Sunnybrook 卫生研究中心的 Neill Adhikari 博士,英国伦敦 Great Ormond 医院的 Paula Lister 博士对全部课程的设计和技术支持。WHO 还要特别感谢 Cécile Duperray, Lucile Diémert 以及 Alphonse Guyot (Agence de Médecine Préventive – AMP),感谢他们在课程结构设计及多媒体技术支持方面给予的无私帮助与创造性意见。

对以下人员同样表示感谢:Neill Adhikari 博士(多伦多大学和 Sunnybrook 健康科学中心,加拿大多伦多)——《H1N1 成人患者急性缺氧性呼吸衰竭》;Yolanda Bayugo 博士(WHO 医学官员,瑞士日内瓦)——《伦理和文化》;Cheryl Cohen 博士(国家传染病研究所,南非约翰内斯堡)——《诊断技术、标本采集和抗微生物治疗》;Charles David Gomersall 博士(香港中文大学,威尔士亲王医院,中国香港特别行政区)——《ICU 最佳实践,脱机》;Carlos G. Grijalva 博士(范德堡大学医学院,美国纳什维尔)——《流感流行病学》;Wendy Hansen 博士(肯塔基大学,美国莱克星顿)——《妊娠患者》;Shevin Jacob 博士(华盛顿大学,美国西雅图)——《严重败血症和脓毒性休克的管理》;Paula Lister 博士(Great Ormond 街道医院,英国伦敦)——《儿科患者》;Shabir Madhi 博士(Witwatersrand 大学,南非约翰内斯堡)——《诊断技术、标本采集和抗微生物治疗》;Christine Olson 博士(疾病预防控制中心,美国亚特兰大)——《妊娠患者》;Daisuke Tamura 博士(自治医科大学琦玉医学中心,日本琦玉)——《儿科患者》;Eric Walter 博士(华盛顿大学,美国西雅图)——《感染预防和控制》;T. Eoin West 博士(华盛顿大学,美国西雅图)——《医院病区临床管理》。

WHO 感谢下列国际公认的专家为本培训手册做的各阶段审查:Andre Amaral 博士(多伦多大学和 Sunnybrook 健康科学中心,加拿大多伦多);Edgar Bautista 博士(国家呼吸道疾病研究所,墨西哥合众国墨西哥城);Satish Bhagwanjee 博士(华盛顿大学,美国西雅图);Niranjan Bhat 博士(约翰·霍普金斯大学,美国巴尔的摩);Hillary Cohen 博士(Maimonides 医学中心,美国布鲁克林);Shelly Dev 博士和 Gordon Rubenfeld 博士(多伦多大学 Sunnybrook 健康科学中心,加拿大多伦多;国家心、肺、血液研究所肺损伤知识网络);Sabine Heinrich 博士(德国柏林);Michael Ison 博士(西北大学,美国芝加哥);Arjun Karki 博士(Patan 健康科学学会,尼泊尔加德满都);John Luce 博士(旧金山总医院,美国加州旧金山);Kirsten Lunghi 女士(旧金山总医院,美国加州旧金山);Kishore Pichamuthu 博士(印度韦洛尔);Kevin Rooney 博士(皇家亚历山大医院,大不列颠苏格兰);Harry Shulman 博士(多伦多大学和 Sunnybrook 健康科学中心,加拿大多伦多);Moncia Thormann 博士(泛美感染病联合会,多米尼加共和国圣多明戈);Timothy Uyeki 博士(疾病预防控制中心,美国亚特兰大);Khai Vu 博士(旧金山总医院,美国加州旧金山);Steven Webb 博士(皇家柏斯医院,澳大利亚柏斯);Wes Ely 博士(范德堡大学医学院,美国内什维尔);Jenson Wong 博士(旧金山总医院,美国加州旧金山)。WHO 的许多技术工作人员给予了宝贵的付出。特别致谢 Sergey Romualdovich Eremin 博士、Charles Penn 博士、Andreas Alois Reis 博士和他们的合作中心。

最后,WHO 还要感谢泛美卫生组织(PAHO)于 2011 年 4 月在特立尼达(Trinida)和多巴哥(Tobago)组织了有关培训手册的会议,当地的临床医生也参与了这个会议;感谢印度尼西亚卫生部、WHO 国家办事处和印度尼西亚重症医学会(PERDICI)于 2012 年 4 月在印度尼西亚的茂物(Bagor)举办了首届急性呼吸道感染管理研讨会,当地的临床医师也积极参与,共同提出了很有价值的反馈信息,使得培训课程得以落实。

(董文静翻译　沈银忠、卢洪洲审校)

前　　言

本书旨在提高中低收入国家重症监护病房（ICUs）的临床医护人员处理成人和儿童重症流感的诊疗和护理能力，包括重症肺炎、急性呼吸窘迫综合征、严重败血症和感染性休克。

主要目的是提供一些必要的工具，在入院和出院的过程中为危重患者提供监护，可用于卫生保健专业人员在流感大流行期间参与急救与护理管理的实践操作指南。

本书包含不同的主题模块，每个主题从摘要开始，紧随其后的是可用工具的列表/清单，最后以参考文献结束。本书为使用者提供了一个根据具体情况提供适应操作的框架。

标有婴儿的标识表示该操作适用于儿童患者监护。

标有成人的标识表示该操作适用于成人患者监护。

没有任何标识表示适用于儿童和成人患者监护。

（董文静翻译　沈银忠、卢洪洲审校）

中文版前言

近年来，各种新发病毒感染性疾病仍时有出现和流行，严重威胁人类健康。2009年4月初，甲型H1N1流感开始在墨西哥和美国出现，此后在全球广泛流行。人感染H5N1禽流感首次于1997年出现在我国香港地区，后在泰国、越南等国流行，在世界范围内引起了广泛关注。2013年3月30日，我国首次确认3例人感染H7N9禽流感病例，这是世界上首次报道由甲型H7N9禽流感病毒引起的人感染病例。此后，在我国上海、北京、浙江、江苏和江西等省(市)均有病例报告。这些新型病毒感染性疾病常引起重症肺炎、急性呼吸窘迫综合征(ARDS)、败血症及感染性休克，是患者死亡的常见原因。因此，重症病毒感染性疾病的诊治是提高此类患者救治成功率的关键，加强重症流感救治知识培训是提高医务人员临床救治能力的重要措施。目前我国尚缺乏针对重症流感救治培训的教材。

世界卫生组织(WHO)组织世界各地专家编写了一本用于重症流感救治培训的参考教材，其中部分编写专家在2013年夏季来上海进行了重症流感监护培训，取得了很好的效果。为了进一步提高培训的普及面和效果，在征得WHO同意后，我们组织了复旦大学的专家学者对这本书进行翻译并正式出版，供从事重症流感救治和培训的人员参考。本书也可作为公共卫生管理人员、医学生和临床医生的参考书。

感谢WHO授权我们进行本书的翻译工作。由于编译时间仓促及译者水平限制，本书的翻译内容可能与原文存在一些差异，甚至可能会存在错误，敬请读者批评指正。

卢洪洲　张志勇

2014年4月

常用缩写词和缩略语表

ABCCs	airway, breathing, circulation, consciousness/convulsing	气道、呼吸、循环、意识/抽搐
ARDS	acute respiratory distress syndrome	急性呼吸窘迫综合征
ARI	acute respiratory infection	急性呼吸道感染
ASE	attention screening exam	注意力筛选考试
AVPU	scale for assessing level of consciousness	意识水平评估量表
BSI	blood stream infection	血源性感染
BP	blood pressure	血压
CAM-ICU	confusion assessment method of the intensive care unit for adults	成人 ICU 患者意识模糊评估方法
CDC	centers for Disease Control and Prevention	疾病预防和控制中心
COPD	chronic obstructive pulmonary disease	慢性阻塞性肺疾病
CPAP	continuous positive airway pressure	持续气道正压
CR	capillary refill	毛细血管再充盈
CVC	central venous catheter	中心静脉导管
CVP	central venous pressure	中心静脉压
ECG	electrocardiogram	心电图
EN	enteral nutrition	肠内营养
ETAT	emergency triage and assessment and treatment	急诊分诊、评估与治疗
ETT	endotracheal tube	气管插管
FiO_2	fraction of inspired oxygen	吸入氧气浓度分数
FRC	functional residual capacity	功能残气量
HR	heart rate	心率
HME	heat and moisture exchanger	热与湿度交换器;热与水分交换器
ICP	intracranial pressure	颅内压
ICU	intensive care unit	重症监护病房
ILI	influenza-like illness	流感样疾病
IM	intramuscular	肌肉注射(肌注)
IMV	invasive mechanical ventilation	有创机械通气
IV	intravenous	静脉
LMA	laryngeal mask airway	喉罩通气

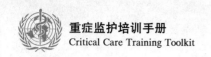
LR	lactated Ringer [solution]	乳酸盐林格[溶液];乳酸盐复方生理盐水
LPV	lung protective ventilation	肺保护性换气
MAP	mean arterial pressure	平均动脉血压
MEWS	modified early warning score system	修改后的早期预警评分系统
MUAC	mid-upper arm circumference	上臂中部臂围
NIOSH	National Institute for Occupational Safety and Health	美国国家职业安全与健康研究所
NS	normal saline	生理盐水
NMB	neuromuscular blockade	神经肌肉阻滞
PALS	paediatric advanced life support	儿科高级生命支持
PaO_2	partial pressure pf arterial oxygen	动脉血氧分压
pCAM-ICU	confusion assessment method of the intensive care unit for children	儿童 ICU 患者意识模糊评估方法
PEEP	positive end-expiratory pressure	呼气末正压
PEWS	paediatric early warning score system	儿科预警评分系统
PIP	peak inspiratory pressure	吸气峰压值;最大吸气压
PPE	personal protective equipment	个人防护装备
RASS	richmond agitation sedation scale	Richmond 躁动镇静分级
RR	respiratory rate	呼吸频率
RSI	rapid sequence intubation	快速序列插管
RT-PCR	real time polymerase chain reaction	实时聚合酶链反应
SBP	systolic blood pressure	收缩期血压(收缩压)
SSC	surviving sepsis campaign	拯救败血症患者运动
SOFA	sequential organ failure assessment	序贯器官衰竭评估
SpO_2	oxygen saturation	血氧饱和度
$ScvO_2$	saturation of central venous blood	中心静脉血氧饱和度
UTI	urinary tract infection	尿路感染
VAP	ventilator associated pneumonia	呼吸机相关性肺炎
VTE	venous thromboembolism	静脉血栓栓塞形成
VTM	viral transport medium	病毒传送介质
WHO	World Health Organization	世界卫生组织

目　录

（俞娟翻译　沈银忠审校）

第一篇　分诊

概述

重症患者的处理原则：
— 重症患者的识别
— 纠正异常的生理状况
— 潜在疾病的治疗
— 临床指标的监测
— 确保给予高质量的关怀

急性呼吸道感染（ARI）患者入院后的立即分诊：
— 尽早识别和处理患者在气道、呼吸、循环和意识/抽搐（ABCCs）方面出现的紧急情况
— 采取适当的预防感染措施
— 重症患者给予紧急救治

ARI 患者：
— 可出现 ABCCs 紧急情况
— 当出现病情进展、恶化或并发症（如终末器官功能不全）时，应考虑收入院治疗，并进行充分准备和协调，以确保将患者安全转运至定点医院

目录清单

- 快速检测：迅速检查成人患者 ABCCs 的流程
- 急诊分诊、评估与治疗（ETAT）：儿童患者的分诊
- 记忆帮助：评价儿童营养和生命体征的主要标准
- 未出现并发症的流感样疾病（ILI）患者处理的决策流程
- 出现可疑流感相关性肺炎患者处理的决策流程
- 入院清单
- 转运清单

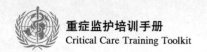
参考文献

- Adhikari NK，Fowler RA，Bhagwanjee S，et al. Critical care and the global burden of critical illness in adults. Lancet，2010，376：1339 - 1346.
- Clinical management of adult patients with complications of pandemic. World Health Organization，2010.
- Clinical management of human infection with pandemic influenza (H1N1) 2009：Revised guidance. World Health Organization，2009.
- Pocket book of hospital care for children. Guidelines for the management of common illnesses with limited resources. World Health Organization，2005，1：69 - 80.
- Quick check and emergency treatments in the District Clinician Manual. Hospital care for adolescent and adults. Guidelines for the management of illnesses with limited resources. World Health Organization，2012，1：1 - 39.
- Update on human cases of highly pathogenic avian influenza A (H5N1) virus infection，World Health Organization，2011. Wkly Epidemiol Rec，2012，87：117 - 123.
- Writing Committee of the WHO Consultation on Clinical Aspects of Pandemic (H1N1) 2009 Influenza，Bautista E，Chotpitayasunondh T，et al. Clinical aspects of pandemic 2009 influenza A (H1N1) virus infection. N Engl J Med，2010，362：1708 - 1719.

1. 快速检测：
迅速检查成人患者 ABCCs 的流程

本简易工具提供了一套能迅速识别和处理成人急症的方法。这套工具改编自 2012 年 WHO 出版的《IMAI 地区临床医师手册》（*IMAI District Clinician Manual*）。

首先评估：气道和呼吸

➤ 如果颈椎损伤则不应移动——固定脊柱

显示阻塞
或者
中心性发绀
或者
严重呼吸窘迫

检查是否存在阻塞（呼吸存在杂音）、哮鸣音、窒息、不能说话

如果存在气道阻塞：
➤ 如果存在异物吸入，治疗窒息
➤ 如果怀疑过敏，给予 1∶1 000 肾上腺素肌肉注射（简称肌注）——体重≥50 kg 给予 0.5 ml，40 kg 给予 0.4 ml，30 kg 给予 0.3 ml

对所有患者：
➤ 实施气道管理
➤ 吸氧 5 L/min
➤ 如果呼吸不充分，使用袋阀面罩辅助呼吸
➤ 帮助患者处于舒适的体位
➤ 存在哮鸣音者给予沙丁胺醇吸入

第二步评估：循环（休克或大量出血）

➤ 如果颈椎损伤则不应移动——固定脊柱

脉搏弱或速脉
或者
毛细血管充盈时间超过 3 s
或者
任何部位的大量出血
或者
严重创伤

检查收缩压（SBP）、脉搏，女性患者是否妊娠？

如果 SBP<90 mmHg 或脉搏>110 次/分或大量出血：
➤ 如果存在呼吸窘迫或血氧饱合度（SpO_2）<90%，给予吸氧 5 L/min
➤ 建立静脉通路，给予 1 L 晶体溶液输注［乳酸盐林格溶液（LR）或生理盐水（NS）］，而后再评估（见快速补液章节）
➤ 保暖（盖被）
➤ 如果处于妊娠后半阶段，则予侧卧位（宜取左侧卧位），不要仰卧
➤ 如果存在过敏，则给予 1∶1 000 肾上腺素肌注——体重≥50 kg 给予 0.5 ml，40 kg 给予 0.4 ml，30 kg 给予 0.3 ml

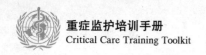
第三步评估:意识改变或抽搐

> 如果颈髓损伤则不应移动——固定脊柱

对所有患者:
> 防止跌倒或受伤
> 保持气道通畅,协助患者处于合适的体位
> 吸氧 5 L/min
> 求助但不能单独留下患者
> 输注葡萄糖(如果血糖水平低或血糖水平未知)
> 使用意识水平评估量表(AVPU)检查患者意识状态(随后监测和记录)

如果存在抽搐:
> 经静脉或直肠途径给予地西泮(安定)
> 妊娠后半阶段或产后 1 周内出现抽搐,则给予硫酸镁而不是地西泮 *

而后检查 SBP、脉搏、呼吸频率(RR)、体温

10 min 后仍有抽搐:
> 继续监测气道、呼吸和循环
> 复测血糖
> 再次给予地西泮(除非是妊娠或产后)
> 咨询专科医生是否开始用苯妥英钠治疗

意识改变
或者
抽搐

女性患者是否妊娠?

* 世界卫生组织预防和治疗先兆子痫或子痫指南。世界卫生组织,2011。链接:http://www.who.int/reproductivehealth/publications/maternal_perinatal_health/9789241548335/en/index.html

2. ETAT:

儿童患者的分诊

本简易工具提供了一套能快速识别和处理儿童紧急情况体征的方法。这套工具改编自 WHO 2005 年出版的《WHO 儿童住院护理袖珍手册》(*WHO Pocket Book of Hospital Care for Children*)。

紧急体征:如果出现任何阳性体征应给予治疗、求助,以及采血进行急诊检测(血糖、疟疾涂片及血红蛋白检测)

评估

治疗

气道和呼吸
- 呼吸阻塞
- 中心性发绀
- 严重呼吸窘迫

出现任何阳性体征

> 如果颈髓损伤则不应移动

检查是否存在异物吸入
如存在异物吸入：
> 窒息儿童的气道管理
如不存在异物吸入：
> 管理气道
> 吸氧
> 保温

循环
- 手冷
以及
- 毛细血管充盈时间超过 3 s
以及
- 脉搏微弱和速脉

出现任何阳性体征

> 停止任何出血
> 吸氧
> 保暖

检查是否存在严重营养不良
如果无严重营养不良：
> 保持静脉畅通并开始快速补液。如果没能建立外周静脉通路，进行骨内插管或颈外静脉插管

如果存在严重营养不良：
— 有昏睡或昏迷
> 静脉输注葡萄糖
> 静脉插管补液
— 无昏睡或昏迷
> 口服葡萄糖或通过经鼻插管给予葡萄糖
> 立即快速进行全面评估和治疗

昏迷/抽搐
- 昏迷
- 抽搐（正在发作）

出现任何阳性体征

> 管理气道
> 如果抽搐，通过直肠给予地西泮或三聚乙醛
> 调整无意识患儿的体位（如果疑似头颈部受伤，则首先固定颈部）
> 静脉输注葡萄糖

➢ 保暖

重度脱水
（只对伴有腹泻的儿童）
腹泻＋以下任何 2 项：
- 昏睡
- 眼球下陷
- 皮肤按压后压痕浅

腹泻＋2 项阳性体征

检查是否存在重度营养不良
如果没有重度营养不良：
➢ 建立静脉通路并开始快速补液，在医院内执行腹泻治疗 C 计划△

存在重度营养不良：
➢ 不要建立静脉通路
➢ 立即快速进行全面评估和治疗

需要优先处理的情况：这些患儿需要紧急评估和治疗
- 小婴儿（＜2 个月）
- 体温极高
- 创伤或其他外科急诊情况
- 皮肤苍白（重度）
- 中毒史
- 疼痛（重度）
- 呼吸窘迫
- 烦躁不安、持续烦躁或昏睡
- 转诊的患者（急诊）
- 营养不良：明显消瘦
- 双脚水肿
- 烧伤（重度）

注意：如果患儿存在创伤或其他外科情况，需寻求外科医生帮助或遵从诊疗指南

非急诊情况：按照儿童的优先原则做进一步评估和治疗。

△：（译者注）腹泻治疗指南。世界卫生组织，2005。链接：http://www. who. int/maternal_child_adolescent/documents/a85500/eN

3. 记忆帮助：
评价儿童营养和生命体征的主要标准

年龄	<1个月	1个月~1岁	1~5岁	5~12岁	>12岁
正常呼吸频率(RR)(次/分)	30~40	30~40	20~30	20~25	12~20
重度呼吸窘迫 RR(次/分)	>60 or <20	>50 or <10	>40	>40	>40
正常心率(HR)(次/分)	120~180	120~180	100~140	90~140	90~140
正常 SBP(mmHg)	60	80	90+(2×年龄)		120
SBP 下限（mmHg）	50	70	70+(2×年龄)		90
正常尿量[ml/(kg·h)]	1~2		1		0.5~1

评估患儿状况的重要细节

儿童血压测定：
- 血压袖带应该覆盖上臂、小腿或大腿的⅔~¾
- 血压袖带过窄会导致血压读数偏高
- 血压袖带过宽会导致血压读数偏低
- 儿童应该处于安静而非紧张状态,否则血压读数会偏高

毛细血管充盈(CR)状态评估：
- 按压手指或拇指的指甲(外周 CR)或胸骨(中心 CR)3 s
- 放开后计算血管充盈的时间(灌注)

儿童体重的估计：
实际测量儿童的体重远比估计体重准确
在急诊状态下,对于营养好的儿童,体重可以通过估计得出：
- 足月儿:2.5~4.5 kg
- 6个月大婴儿:5~7 kg
- 1岁以上儿童:[年龄(岁)+4]×2 kg

重度营养不良定义的标准：
- 重度营养不良的临床表现:肋骨清晰可见,臀部、大腿、手臂或肩膀没有脂肪
- 上臂中部臂围(MUAC)<11.5 cm
- 双下肢水肿
- 重度消瘦:<70%估计体重,或少于3个标准差(参考《儿童医院袖珍手册》364~366 页)

呼吸窘迫的表现：

- RR 快
- 鼻翼翕动、呼噜音
- 肋间隙凹陷和气管牵引
- 下胸壁内陷(极重度)
- 嘴唇和舌头出现中心性发绀(极重度)
- 不能哺乳和饮水(极重度)
- 昏睡(极重度)

4. 未出现并发症的 ILI 患者处理的决策流程

这是一个帮助为无并发症的 ILI 患者办理住院和治疗而进行决策的流程。本决策考虑了是否存在 72 h 以上的与进展性危重疾病有关的危险因素。

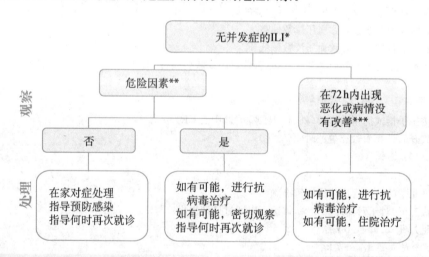

* 无并发症的 ILI

- 发热
- 咳嗽
- 咽痛
- 流涕或鼻塞
- 头痛
- 肌肉痛或乏力
- 胃肠道疾病如腹泻或呕吐,但无脱水表现
- 无呼吸困难

** 危险因素

- 年龄＜2 岁或≥65 岁
- 妊娠
- 慢性疾病(肺、心脏、代谢性、肾脏、肝脏、血液系统或神经系统)或免疫抑制[人类免疫缺陷病毒(HIV)感染、肿瘤]
- 接受长期阿司匹林治疗的儿童[出现瑞氏(Reye's)综合征的风险]

*** 疾病进展或恶化的表现
- 活动减少,头晕,尿量减少
- 呼吸困难,发绀,血性或有颜色痰,胸痛加重
- 意识混乱,嗜睡,意识不清,极度虚弱或抽搐(癫痫)
- 持续高热和其他症状超过 3 天仍未缓解
- 儿童可表现为喘鸣、拒食、严重腹泻和呕吐

5. 出现可疑流感相关性肺炎患者处理的决策流程

这是一个帮助在流感流行时表现为肺炎的患者办理住院和治疗而进行决策的流程。本决策考虑了肺炎危重程度及是否存在 72 h 以上的严重疾病或进展性疾病的风险。

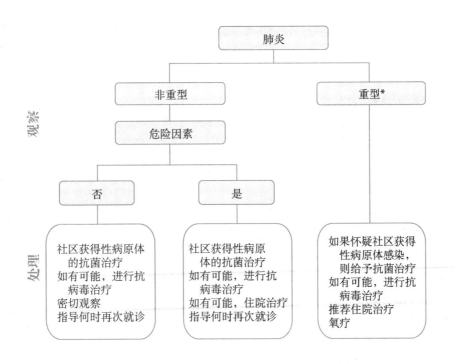

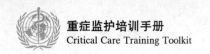
* 重症肺炎

WHO 儿童住院护理（2005）
- 胸部凹陷
- 重度呼吸窘迫的表现（如鼻翼翕动、呼噜声）
- 中心性发绀（极重度）
- 不能饮水（极重度）
- 昏睡（极重度）

《WHO 儿童和成人地区临床医师手册》（*WHO District Clinician Manual for Adolescents and Adults*）（2012）
- RR＞30 次/分
- SpO_2＜90％
- 重度呼吸窘迫的表现（如不能说话，呼吸辅助肌的使用）

6. 入院清单

☑ 一旦决定将重度流感患者收住入院治疗，应考虑使用以下清单来做好入院相关准备。这个清单改编自 2012 年出版的《WHO 地区临床手册》（*WHO District Clinical Manual*）。

☐ 已经给予急救治疗，检查患者的反应
- 如呼吸窘迫的氧疗、休克患者的补液

☐ 可疑情况给予紧急治疗
- 如肺炎的抗微生物治疗，如有可能需进行抗病毒治疗

☐ 完成相应记录

☐ 决定患者需要接受的护理级别
- 如重症监护病房（ICU）、加护病房、病房

☐ 确定患者所需要的感染预防和控制措施

☐ 与病房工作人员口头交流，确保患者得到持续的照护

☐ 为患者准备好安全转运

7. 转运清单

危重患者的转运有风险,因为转运过程中出现的并发症可以致命,这些并发症可能与病情、机构或设备等有关。

☑ 考虑使用以下清单来确保患者转运的安全。这个清单改编自 2012 年出版的《WHO 地区临床手册》(*WHO District Clinical Manual*)。

☐ 病情稳定
☐ 适当的感染预防和控制措施,如为伴有 ARI 的患者配套医用口罩
☐ 保证各种措施及设备的安全,包括:气道、经鼻胃管、静脉点滴、监控设备
☐ 充足的药物,包括:升压药、镇静剂
☐ 充分的氧疗:维持正常的 SpO_2
☐ 充足的静脉补液:维持正常的血压
☐ 通知卫生保健人员(如转运工人、接收人员)和接收部门/病房做好准备

（沈银忠**翻译**　卢洪洲**审校**）

第二篇 呼吸道标本的收集和处理

概述

在社区中已知或疑似有流感活动的情况下,可根据临床表现来诊断流感,而且应该是更为广泛的重症 ARI 患者鉴别诊断的一部分。

用于流感检测的呼吸道标本应在患者发病后尽快收集。是否及时作出诊断关系到患者的治疗,如那些存在风险、进展性疾病或严重疾病的患者。

实时聚合酶链反应(RT-PCR)是最敏感的流感病毒感染诊断实验,但是需要在专业实验室检测。

快速床旁检测可以提示流感的社区内流行,但是灵敏度不稳定。临床医生需要利用一切临床和流行病学资料作出判断。

在等待诊断测试结果时,如果患者满足严重 ARI 的治疗标准时,千万不要延迟经验性使用抗菌药物和抗病毒药物治疗社区获得性病原体。

目录清单

- 流感病毒概览
- 上呼吸道标本的采集
- 鼻咽拭子采样方法
- 后咽或咽拭子采样方法
- 鼻拭子采样方法
- 鼻咽抽吸物采样方法
- 标本保存指南
- 标本运输材料
- 标本运输指南

参考文献

- Clinical management of human infection with pandemic (H1N1) 2009: revised guidance. WHO, November 2009.

- Domínguez-Cherit G，Lapinsky SE，Macias AE，et al. Critically ill patients with 2009 influenza A（H1N1）in Mexico. JAMA，2009,302:1880 – 1887.
- Guidance for influenza surveillance in humans，WHO Regional office for Europe，2009.
- Frequently asked questions sampling and shipping of influenza clinical specimens and virus isolates，WHO，March 2009.
- Gill JR，Sheng ZM，Ely SE，et al. Pulmonary pathologic findings of fatal 2009 pandemic influenza A/H1N1 viral infections. Arch Pathol Lab Med，2010,134:235 – 243.
- Heymann DL. Control of communicable diseases manual. 19th ed. Amer Public Health Assn，2008.
- Instructions for storage and transport of suspected or confirmed human and animal specimens and virus isolates of pandemic（H1N1）Global Alert Response，WHO，2009.
- Information for laboratory diagnosis of pandemic（H1N1）2009 virus in humans revised，WHO，23 November 2009.
- Kumar A，Zarychanski R，Pinto R，et al. Critically ill patients with 2009 influenza A（H1N1）infection in Canada. JAMA，2009,302:1872 – 1879.
- Lister P，Reynolds F，Parslow R. Swine-origin influenza virus H1N1，seasonal influenza virus，and critical illness in children. Lancet，2009,374:605 – 607.
- Novel Swine-Origin Influenza A（H1N1）Virus Investigation Team. Emergence of a novel swine-origin influenza A（H1N1）virus in humans. N Engl J Med，2009,360:2605 – 2615.
- Recommendations on the use of rapid testing for influenza diagnosis，WHO，July 2005.
- Safe transport of pandemic influenza A（H1N1）2009 virus cultures，isolates and patient specimens as Biological Substance，Category B. WHO，March 2010.
- The ANZIC Influenza Investigators. Critical Care Services and 2009 H1N1 Influenza in Australia and New Zealand. N Engl J Med，2009,361:1925 – 1934.
- Transmission dynamics and impact of pandemic influenza A（H1N1）2009 virus. WHO，Weekly epidemiological record. November 2009，No. 46，2009,84,477 – 484.

1. 流感病毒概览

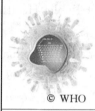
© WHO

流感的大流行
- 不可预测性
- 全球范围的疾病和死亡
- 流感大流行波
- 很少或根本没有免疫力
- 大流行开始后的几个月都没有疫苗可用

季节性流感
- 一年一度
- 具有流行性
- 已经获得的一些免疫力
- 幼儿和老人最易感染
- 已经有一些国家提供疫苗

A 型和 B 型流感会引起人类疾病。A 型流感病毒主要引起年度流行和大规模流行病。

流感传播
流感通过吸入呼吸道飞沫进行传播
- 咳嗽或打喷嚏的飞沫在空气中传播距离＜1 m
- 和已感染个体近距离接触能吸入飞沫而成为被感染者
- 潜伏期 1～4 天(平均 2 天,范围 1～7 天)
- 在症状出现前 1 天和症状消失后 1 天具有传染性
- 儿童传播病毒的时间较成人长
- 据估计感染率达 5%～20%,在人口密集的社区和学校感染率更高

(*MMWR. RR-10*, 2006)

伴发严重疾病、并发症或死亡的危险因素
- 婴幼儿(特别是＜2 岁)
- ≥65 岁的老人(具有最低感染率和最高致死率)
- 慢性心血管病(如充血性心力衰竭、动脉硬化性疾病,不伴高血压)
- 慢性肺部疾病(如哮喘、阻塞型肺炎)
- 慢性代谢性疾病(如糖尿病)
- 慢性肝、肾疾病
- 血红蛋白病(如镰状细胞性贫血)
- 免疫抑制(如 HIV 携带者,恶性肿瘤、器官移植、营养不良、接受化疗或激素治疗的患者)
- 长期接受阿司匹林治疗的儿童(Reye's 综合征)
- 神经系统疾病(神经肌肉病变,癫痫发作的认知障碍)
- 妊娠

(*WER*, 46, 2009; *NEJM*, 2009)

流感相关的 ICU 入院
- 2009 年冬季在澳大利亚和新西兰,流感相关的 ICU 收治率最高的是婴幼儿和青年/中年人
- 其中,49% 有 AIDS/病毒性肺炎,65% 需要机械通气
- 在 ICU 的住院时间中位数是 7 天(四分位间距:3～16 天)

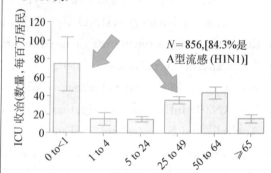

$N = 856, [84.3\%$ 是 A 型流感 (H1N1)]

(*ANZIC NEJM*, 2009)

人畜共患流感
- 高致病性禽流感 A(H5N1)病毒感染
- 人群中第 1 次暴发在 1997 年的中国香港地区
- 2003 年至今,600 例感染,致死率 60%
- **传播方式:**直接或间接接触感染的家禽,多为散发病例
- 血缘亲属之间有限的人-人传播
- 目前认为病毒在一些国家的动物之间大范围传播,这些国家包括:孟加拉国、中国、埃及、印度、印度尼西亚和越南
- **临床特征:**基于血清学研究,无症状的感染是罕见的;可出现有严重 ARI 并快速进展至急性呼吸窘迫综合征(ARDS),多器官功能衰竭
- **预防:**动物疾病的控制,避免直接和持续接触感染的动物

流感（H1N1）大流行导致的住院率和病死率 ● 住院率平均 10/100 000，范围为 2.9/100 000 　（日本，夏季）～24.5/100 000(阿根廷，冬季) ● 年龄<5 岁儿童的住院率是其他年龄组的 2～3 倍 ● 住院患者中有 7%～10% 是妊娠 2～3 期的女性 ● 住院患者需要重症监护的比例为 10%～39% ● 年龄在 50～60 岁的患者病死率最高 ● 纽约报道的 34 例死亡患者年龄在 25～49 岁 　（平均 41.5 岁） ● 临床病理特征:78%～100% 的患者有气管炎、 　支气管炎和广泛的肺泡损伤和细菌感染(55%) 　(WER，46,2009；*Arch Path Med*，2010,134:235－ 　243)	● **治疗**:神经氨酸酶抑制剂,尤其是针对高危人群的 　早期治疗

2. 上呼吸道标本的采集

推荐在采样之前准备一份标本采集包,以下是上呼吸道标本采集需要准备的物品目录。

物品目录

　　— 个人防护装备（手套,医用口罩,隔离衣）

　　— 冰袋/冷柜

　　— 现场标本采集调查表

　　— 耐酒精的用以标记标本的记号笔

　　— 无菌的涤纶或人造丝拭子

　　— 1～2 ml 样本保存液

　　— 样本收集容器

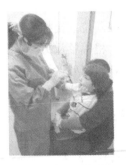

© WHO/Tim Healing

标本采集配套耗材的种类取决于标本的类型。

包括:

　　— 可弯曲的棉签（铝制柄）用于鼻咽拭子标本的采样

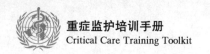
— 硬质的棉签（塑料柄）用于鼻拭子和咽拭子的采样

— 压舌板用于咽拭子的采样

— 用无菌生理盐水采集鼻咽分泌物标本

— 采集鼻咽部的痰液和黏液分泌物的套管（需要负压）

> **棉签**
> 所用棉签的类型非常重要。只有无菌的涤纶或铝制/塑料柄的人造棉签可以用。这是因为海藻酸钙柄或木柄可能含有灭活某些病毒和抑制聚合酶链反应（PCR）检测的物质。

3. 鼻咽拭子采样方法

- **材料**
  — 可弯曲（铝制柄）棉签

- **方法**

  （1）应用标准的飞沫防护措施。

  （2）将拭子从鼻孔放入鼻咽部。

  （3）停留几秒后再取出棉签。

  （4）在鼻咽部后壁表面缓慢旋转棉签的同时缓慢取出棉签。

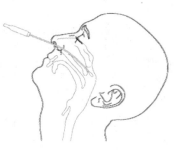

© WHO

  （5）从采集部位拿出棉签，放入病毒保存液后，再放入标本保存管或转运箱。

  （6）用另一根棉签从另一个鼻孔重复采样，混合后取得最佳的样本。

  （7）在保存容器外做好标记。

  （8）采样后，立即将标本送至实验室进行病毒检测及病毒抗原检测。如果不能及时将样本送至实验室，需要将标本放在冰上或者冷冻保存。

对婴幼儿采集咽拭子时

- 用大小合适的棉签：测量从鼻到耳朵的距离（人中到耳屏）

- 将棉签插入上述距离的一半至全部，如果遇到阻力马上停止

- 将棉签水平放置，低于下鼻甲，不要对着鼻的斜上方

4. 后咽或咽拭子的采样方法

- **材料**
  - 硬性(塑料柄)棉签
  - 压舌板

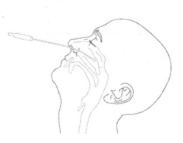

- **方法**

（1）应用标准的飞沫防护措施。

（2）让被采集者张开嘴,并说"啊"来提升悬雍垂(小舌头)。

（3）用压舌板压低伸出的舌头。

© WHO

（4）用棉签擦拭咽后壁,避免碰到扁桃体,且不要让棉签碰到舌头。

（5）将棉签放入病毒保存液后,放入标本保存管或转运箱。折断棉签头部以确保可以关闭瓶口。

（6）在保存容器外做好标记。

（7）采样后,立即将标本送至实验室进行病毒检测及病毒抗原检测。如果不能及时将样本送至实验室,需要将标本放在冰上或者冷冻保存。

5. 鼻拭子采样方法

- **材料**
  - 硬性(塑料柄)棉签

- **方法**

（1）采用标准的飞沫防护措施。

（2）将拭子放入一个鼻孔中并平行于上腭。

（3）停留几秒以吸收分泌物。

© WHO

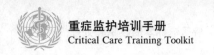

（4）用同一根棉签在另一个鼻孔中采样。

（5）将棉签放入病毒保存液后，放入标本保存管或转运箱。可以用与咽拭子采样相同大小的瓶子。折断棉签头部以确保可以关闭瓶口。

（6）采样后，立即将标本送至实验室进行病毒检测及病毒抗原检测。如果不能及时将样本送至实验室，需要将标本放在冰上或者冷冻保存。

6. 鼻咽抽吸物采样方法

- **材料**
    - — 抽气泵（便携式，墙式）
    - — 无菌抽吸导管
    - — 黏液标本收集器（如 Lucken 试管）
    - — 无菌生理盐水（0.9% NS）

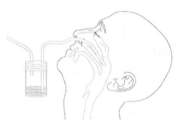

© WHO

- **方法**

（1）用导管将黏液标本收集瓶与抽气泵连接，将无菌抽吸导管取出包装；打开吸入口并按照建议压力调整抽气泵压力。关闭吸气。

（2）在进行抽吸前，将导管插入鼻子，定向向后和外耳方向。

注意：插入深度需要到后咽部，相当于在鼻孔与外耳之间。

（3）打开抽气泵，缓慢旋转，慢慢撤出导管。

注意：导管在鼻咽部放置时间不能超过 10 s。

（4）保持收集瓶垂直以免分泌物吸入泵。

（5）在第 2 个鼻孔使用相同的导管，混合后取得最佳标本。

（6）如果必要，用 3 ml 病毒运送液冲洗导管；停止抽气泵，将抽吸管与黏液标本收集器另一端连接密封收集器。

（7）采样后，立即将标本送至实验室进行病毒检测及病毒抗原检测。如果不能及时将样本送至实验室，需要将标本放在冰上或者冷冻保存。

导管大小及吸引压力

患者年龄	导管尺寸(法国)	吸引压力(mmHg)
早产儿	6	80~100
婴儿	6	80~100
幼儿/学龄前儿童	8	100~120
学龄儿童	8	100~120
青少年/成人	8	100~120

7. 标本保存指南

为了更好地进行病毒分离和检测,标本采集后应尽快放入病毒运送液中。病毒运送液可以防止标本干燥及细菌和真菌的生长。

虽然应该尽快将标本放入病毒运送液中并送到实验室检测,但是如果延迟送检,在标本送到实验室前,应该对标本进行妥善保存。

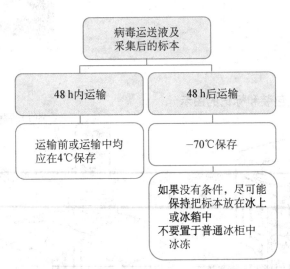

⚠ 千万不要在普通冰柜冻存标本。避免反复冻融是非常重要的,因为反复冻融会破坏病毒。在冰上放置1周,样本保存效果甚至好于反复冻融。

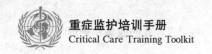

病毒运送信息

可能的供应商:当地实验室和产品供应商。

形式:通常是在无菌容器内存放 1~3 ml。

库存管理:重要的是和临床实验室联系,以确保有足够的病毒运送液给疑似感染的患者使用,并且存放在一个固定的区域,以便医生需要的时候方便取用。

保存:如果病毒运送液需要长时间保存,应该放在-20℃冰柜中。如果在短期内会使用,应把标本放置在 4~6℃的冰箱中。

8. 标本运输材料

　　准备打包运送标本时,标本容器内的内容物应不超过 500 ml。从现场运输到实验室,必须使用 3 层包装。这样做是为了防止标本在运输过程中损坏。

- **材料**
  - —主要防水容器(如 Falcon 离心管)
  - —吸收性材料
    - —气泡包装膜
    - —第 2 层容器
    - —冷藏箱
    - —冰袋
    - —样本确认表

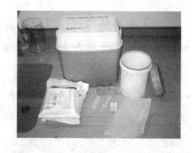

- **非冷藏感染性物质包装和标记的图示**

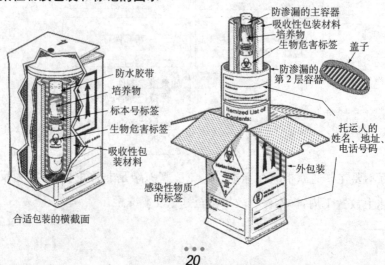

9. 标本运输指南

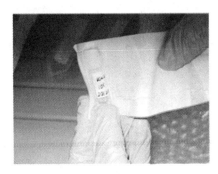

（1）吸水纸包裹冻存管

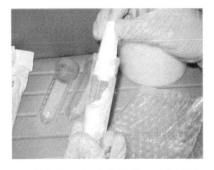

（2）将包裹好的冻存管装入首层防水
容器，封闭以防渗漏

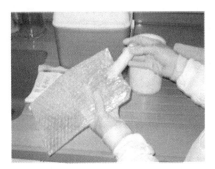

（3）将首层防水容器装入气泡膜或者
减震材料中

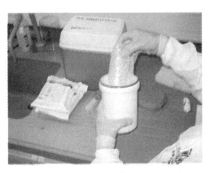

（4）包裹后装入第2层防水容器，封闭
以防渗漏

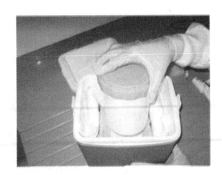

（5）将冰袋放入冷藏箱

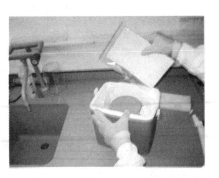

（6）将样本确认表放入拉链袋后，置于
冷藏箱内第2层包装旁；把第2层
容器与其内容物一起放入冷藏箱。
容器必须垂直放置

（7）密闭冷藏箱以防渗漏；将联系人的姓名和地址写在冷藏箱外部。如有需要应粘贴感染性物质标签

（改编自：*Influenza sentinel surveillance training*，*Institute Pasteur of Madagascar*，*CDC and WHO*）

（田棣、刘祎、张晓玲**翻译**　胡芸文**审校**）

第三篇 氧疗

概述

对严重的 ARI 的患者应立即予以氧疗(如严重的呼吸窘迫、休克或低氧血症、$SpO_2 <$ 90%),给予鼻导管吸氧,成人起始氧流量为 5 L/min,儿童为 1～2 L/min。同时应立即监测 SpO_2,因为根据临床症状判断低氧血症是不可靠的。

使用适当的装置控制氧流量,SpO_2 的目标值≥90%(妊娠期妇女目标值>92%)。

在所有能够提供紧急氧气输送的区域都应当配备脉搏血氧仪供使用。

脉搏血氧仪用于监测 SpO_2 快速、简单、可靠,但是也存在局限性。

对于可能有严重的低氧血症、过度通气、酸中毒的患者,或脉搏血氧仪结果不可靠、患者病情恶化或进行有创机械通气的患者应当进行动脉血气分析,以了解患者的动脉血氧分压(PaO_2)、pH 值和动脉血二氧化碳分压($PaCO_2$)等情况。

当患者病情稳定后可逐渐撤离氧疗。

合理的氧疗将改善治疗,最大限度地减少资源浪费,并挽救生命。

工具清单

- 增加氧供的流程
- 吸氧过程中报警故障排除清单

参考文献

- British Thoracic Society. Emergency oxygen use in adult patients. Thorax, 2008, 63 Supplement VI: vi1 - vi73.
- Jensen LA, Onyskiw JE, Prasad NG. Meta-analysis of arterial oxygen saturation monitoring by pulse oxymetry in adults. Heart Lung, 1998, 27: 387 - 408.
- Pocket Book of Hospital Care for Children. Guidelines for the management of common illnesses with limited resources. WHO, 2005, 1: 69 - 80.
- Potter VA. Pulse oximetry in general practice: how would a pulse oximeter influence patient management? Eur J Gen Pract, 2007, 13: 216 - 220.

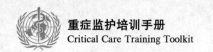
- Quick Check and Emergency Treatments in the District Clinician Manual. Hospital Care for Adolescent and Adults. Guidelines for the management of illnesses with limited resources. WHO, 2010,1:1 - 39.
- Rojas MX, Granados Rugeles C, Charry-Anzola LP. Oxygen therapy for lower respiratory tract infections in children between 3 months and 15 years of age (Review). Cochrane Database Syst Rev, 2009,21:CD005975.
- Duke T, Graham SM, Cherian MN. Oxygen is an essential medicine: a call for international action. Int J Tuberc Lung Dis, 2010,14:1362 - 1368.
- WHO patient safety pulse oximetry project: many helpful tools available at http://www.who.int/patientsafety/safesurgery/pulse_oximetry/en/

1. 增加氧供的流程

本内容改编自 2012 年出版的《WHO 地区临床手册》，主要是针对无法给患者提供机械通气的医疗资源有限的地区。患者所在医院的情况不一定都是这样，因此需要根据当地的情况灵活运用。若条件允许，对呼吸衰竭患者行气管插管或机械通气是必要的。

➡ **如何给吸氧患者增加氧供**

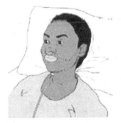

将鼻导管插入患者鼻孔内，固定于耳后，氧流量 >5 L/min 会导致鼻黏膜干燥

- 起始氧流量为 5 L/min
- 采用鼻导管吸氧
- 评估患者反应

若呼吸窘迫仍然进行性加重，或 SpO_2 < 90%

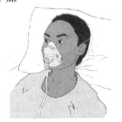

将面罩紧贴患者面部，覆盖口鼻，并用带子固定于头部

- 采用面罩吸氧
- 将氧流量提高到 6～10 L/min
- 观察患者反应

若呼吸窘迫仍然进行性加重，或 SpO_2 < 90%

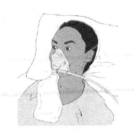

确保贮气囊内充气以提供高浓度的氧气。贮气囊里没有氧气是危险的

- 采用带贮气囊的面罩吸氧
- 将氧流量提高到 10～15 L/min
- 确保贮气囊袋内充满氧气
- 联系地区医生寻求帮助
- 观察患者的反应

吸氧过程中吸入氧气浓度分数（FiO_2）的估算：

成人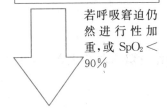

- 2～4 L/min～FiO_2 0.28～0.36
- 5 L/min～FiO_2 0.40
- 6～10 L/min～FiO_2 0.44～0.60
- 10～15 L/min～FiO_2 0.60～0.95

儿童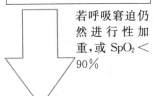
- 鼻导管吸氧 1～2 L/min（0.5 L/min，初生婴儿）～FiO_2 0.30～0.35
- 鼻咽导管吸氧 1～2 L/min～FiO_2 0.45～0.60
- 带贮氧袋面罩吸氧 10～15 L/min～FiO_2 0.60～0.95

注：对儿童来说，不推荐头罩吸氧。儿科面罩对于高流量吸氧是可行的，但在紧急情况下，使用成人面罩就可以了

若呼吸窘迫仍然进行性加重，或 $SpO_2 < 90\%$

或在运用袋阀面罩及高浓度吸氧的情况下病情无好转且患者病情可逆（如药物过量、毒蛇咬伤）和存在手动通气的可能

或转移患者至能够行机械通气的医院。参照危重患者的转诊和转运章节

- 联系地区医生寻求帮助，行气管插管
- 采用高流量氧气手动通气（气囊）

2. 吸氧过程中报警故障排除清单

☑ 尽管已经采取各种措施及高浓度吸氧救治患者，如果患者的呼吸窘迫仍然没有得到改善，可使用下述方法逐个排查。

- 重复快速检查患者的 ABCCs
- 设备
  - 检测方法是否正确？
    - □ 重复检测（如正确放置脉搏血氧仪的位置；更换脉搏血氧仪；如果可能的话，行动脉血气分析）
  - 氧气输送装置中是否存在技术上的问题？
    - □ 确认供氧问题：
      - 氧气筒是否充满？
      - 空气压缩器是否打开？
    - □ 检查装置（如管道及面罩）是否恰当并正常运作：
      - 当前的氧流量是否适用于所用的面罩类型？
      - 如果使用带贮气囊的面罩，检查贮气袋是否充满氧气？
      - 管道是否打结？

- 患者是否存在其他诊断？
  - □ 患者是否有 ARDS？
  - □ 患者是否存在急性心力衰竭？

- 在诊断正确的前提下，患者是否得到了适当的治疗？
  - ☐ 确保潜在的病因也得到控制（如对肺炎患者合适抗菌药物的应用）

- 治疗是否导致了创伤？
  - ☐ 充分考虑治疗过程中的并发症，并适当变更治疗方案（如过多的液体是否导致肺水肿或药物过敏）

- 患者的低氧血症是否为高流量吸氧难以纠正的（如 ARDS 导致肺内显著的分流）
  - ☐ 为了控制患者呼吸衰竭情况，可考虑启动机械通气治疗

☑ 如果患者在 $SpO_2 > 90\%$ 的情况下出现精神状态恶化，需考虑下述原因。

- ☐ 通畅气道，必要时可辅助通气——如果根据患者的临床表现判断需要辅助通气时，可不必等待血气分析结果
- ☐ 若条件许可时，为评估患者的通气情况，可复查动脉血气分析。存在因 CO_2 潴留导致严重呼吸性酸中毒的患者诊断时不能仅仅根据 SpO_2 测值来进行判断
- ☐ 考虑其他原因导致的精神状态的异常并予以适当治疗（如严重的中枢神经系统疾病，电解质异常，低血糖）

（周利君**翻译** 李涛、卢水华**审校**）

第四篇　患者监测

概述

　　频繁的患者监测是重症监护的重要组成部分,因为可以帮助医生早期发现患者病情恶化,并提供及时的治疗。

　　对于血流动力学不稳定的患者,应当监测其心率、心律、连续的平均动脉压,并经常测量中心静脉压、中央静脉 SpO_2,以及重要器官的功能。

　　对于有严重呼吸窘迫的患者,还应当连续监测 SpO_2,并根据需要行动脉血气分析。

　　在了解 CO_2 监测有一定局限性的情况下,对于 CO_2 监测在气管插管时确定插管位置是非常有用的,并且当无法做动脉血气分析时可用于辅助监测机械通气情况。

　　监测对于重症监护只是其中的一个方面,并不能取代病史采集和体格检查。

　　当患者对于治疗没有反应或恶化时,需要综合分析实验室检查数据,并更改治疗方案。

目录清单

参考文献

- Burch VC, Tarr G, Morroni C. Modified early warning score predicts the need for hospital admission and in-hospital mortality. Emerg Med J, 2008,25:674-678.
- Ingham. Measurement of pO_2, pCO_2, pulse oximetry and capnography. Anaes Inten Care Med, 2002,6:413-415.
- Marino D. The ICU Book. Lippincott Williams and Wilkins, 2007.
- Parshuram CS, Duncan HP, Joffe AR, et al. Multicentre validation of the bedside paediatric early warning score: a severity of illness score to detect evolving critical illness in hospitalized children. Crit care, 2011,15:R184.
- Rivers E. Early goal-directed therapy in the treatment of severe sepsis and septic shock. New Engl J Med, 2008,345:1368-1377.

- Subbe CP，Kruger M，Rutherford P，et al. Validation of a modified Early Warning Score in medical admissions. QJM，2001，94：521 – 526.
- Wiedemann HP. Comparison of two fluid-management strategies in acute respiratory distress syndrome. N Engl J Med，2006，354：2564 – 2575.

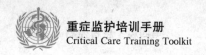

1. 成人早期预警评分系统

早期预警评分系统对于监测病房内患者的病情，并判断患者病情是否恶化以利于及时作出评估是非常有用的。这个表格列出了修改后的预警评分系统（modified early warning score system，MEWS）。它根据患者病情严重性对各项异常的生命体征进行评分。本文得到南曼彻斯特大学医院 NHS 信托基金会许可改编而成，医生可根据所在医院的实际情况进行修改。

存在下表中下划线所标明评分的患者病情危急并需要**立即**关注。

分数（分）	3	2	1	0	1	2	3
HR（次/分）	≤40		41～50	51～100	101～110	111～129	≥130
RR（次/分）	≤8			9～18	19～25	26～29	≥30
体温（℃）		≤35.0	35.1～36	36.1～37.9	38～38.9	≥39	
AVPU 分数			新出现的意识不清或焦虑	紧张		声音	疼痛不安
SBP（mmHg）	≤70	71～80	81～100	101～179		180～199	≥200
SpO₂（%）	≤89	93	94～96	>96			

- 如果患者出现下划线标记的任何一种表现或评分≥7 分（高分），应当启动 ABCCs 紧急救助，立即通知主管护士，联系医生并评估患者病情，咨询重症监护团队考虑更高级别的护理。至少每 30 min 观察患者 1 次。

- 如果评分在 3～6 分（中等分数），应当启动 ABCCs 紧急救助，通知责任护士，继续采取相应的干预措施，并在 30 min 内重新评估患者。
  - 30 min 内，如果 MEWS 评分：
    - <3 分，在未来 12 h 内至少每 4 h 监测患者 1 次。
    - 3～6 分之间，联系医生并在 30 min 内再次检查患者。
    - >7 分，遵循高分患者的诊疗措施。
  - 1 h 内，如果 MEWS 评分：
    - >3 分或进行性升高，应当在 15 min 内联系医生评估患者病情并咨询重症监护团队考虑更高级别的护理。
    - <3 分，在未来 12 h 内至少每 4 h 监测患者 1 次。

- 如果评分在 1～2 分(低分)，且病情引起临床关注应采取中等分数患者的诊疗步骤。若未引起临床关注，应最少每 4 h 监测患者 1 次。

- 如果评分为 0 分，已引起临床关注，应当采取中等分数患者的诊疗步骤。若未引起临床关注，则需最少每 12 h 监测患者 1 次。

2. 儿童早期预警评分

本文是儿童早期预警评分(pediatric early warning score，PEWS)的一个例子，被运用于加拿大和英国，并于 2011 年刊登在《重症监护》(*Critical Care*)上(见参考文献)。与成人的评分系统一样，它用于提醒儿科病房医务工作者患儿目前极为不适。如果这一评分系统在不同的环境中使用，每个记分系统可能需要校准或调整。评分为 8 分或更高提示出现 ICU 紧急情况或心跳骤停的灵敏度为 83%。最后得分为左侧 7 个项目评分后相加而成。

如果患儿的得分为 8 分或更高，提示患儿的病情危急，需要临床医生立即评估患者病情并考虑更高级别的护理。

项目	年龄组	项目评分(分)			
		0	1	2	4
HR(次/分)	0～<3 个月	>110 和<150	≥150 或≤110	≥180 或≤90	≥190 或≤80
	3～<12 个月	>100 和<150	≥150 或≤100	≥170 或≤80	≥180 或≤70
	1～4 岁	>90 和<120	≥120 或≤90	≥150 或≤70	≥170 或≤60
	>4～12 岁	>70 和<110	≥110 或≤70	≥130 或≤60	≥150 或≤50
	>12 岁	>60 和<100	≥100 或≤60	≥120 或≤50	≥140 或≤40
SBP（mmHg）	0～<3 个月	>60 和<80	≥80 或≤60	≥100 或≤50	≥130 或≤45
	3～<12 个月	>80 和<100	≥100 或≤80	≥120 或≤70	≥150 或≤60
	1～4 岁	>90 和<110	≥110 或≤90	≥125 或≤75	≥160 或≤65
	>4～12 岁	>90 和<120	≥120 或≤90	≥140 或≤80	≥170 或≤70
	>12 岁	>100 和<130	≥130 或≤100	≥150 或≤85	≥190 或≤75

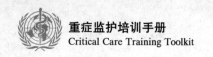
续　表

项目	年龄组	项目评分(分)			
		0	1	2	4
毛细血管再充盈时间		<3 s			≥3 s
RR(次/分)	0～<3 个月	>29 和<61	≥61 或≤29	≥81 或≤19	≥91 或≤15
	3～<12 个月	>24 或<51	≥51 或≤24	≥71 或≤19	≥81 或≤15
	1～4 岁	>19 或<41	≥41 或≤19	≥61 或≤15	≥71 或≤12
	>4～12 岁	>19 或<31	≥31 或≤19	≥41 或≤14	≥51 或≤10
	>12 岁	>11 或<17	≥17 或≤11	≥23 或≤10	≥30 或≤9
呼吸费力		正常	轻度升高	中度升高	重度升高/呼吸暂停
SpO₂(%)		>94	91～94	≤90	
氧疗		室内空气		任何<4 L/min 或<50%	≥4 L/min 或≥50%

Parshuram CS, *et al*. *Criti Care*, *2011*, *15*：*R184*.

（李涛、周利君翻译　卢水华、宋元林审校）

第五篇 抗感染治疗

概述

当已知或怀疑某流感病毒流行时,对严重 ARI 患者和社区获得性细菌感染患者应尽快使用抗病毒药物和抗菌药物进行经验性治疗。

如果用微生物学方法鉴定出了病原体,则应改为针对该病原体的治疗。

奥司他韦对当前流行的所有人类流感病毒都是有效的。

奥司他韦常规用药剂量:对于成人及体重≥40 kg 的儿童为 75 mg,每日 2 次;对于体重较轻的儿童根据体重计算剂量。对于重症或具有严重免疫缺陷的患者可考虑加大使用剂量。

如果抗病毒治疗超过 5 天,但病情尚未改善或进行性发展,应延长疗程直至病毒被清除或临床症状得到改善。同时应排除其他诊断可能。

如果无法取得奥司他韦或对奥司他韦可疑耐药,改用扎那米韦治疗。

目录清单

参考文献

- Chmp assessment report on novel influenza(H1N1)outbreak Tamiflu(oseltamivir)Relenza(zanamivir)EMEA/H/A-5.3/11727,May 2009.
- Clinical management of human infection with pandemic(H1N1)2009:revised guidance WHO,November 2009.
- European Union Summary of product Characteristics,Oseltamivir Updated 2,December 2009.
- Food and Drug Administration(FDA)Safety Relenza(Zanamivir)inhalational powder,October 2009.
- GlaxoSmithKline. Zanamivir important drug warning,October 2009.

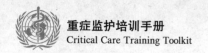

- GlaxoSmithKline. Zanamivir product information revised,March 2010.
- Guidelines for pharmacologic management of pandemic influenza A（H1N1）2009 and other influenza viruses. WHO, Revised, February 2010.
- Peramivir and other antiviral treatment options for treatment of influenzain hospitalized patients for the 2009 - 2010 season. Centres for Disease Control and Prevention, 26 October 2009; CDC guidelines antiviral side effects, 9 September 2009.
- Recommendations for use of antiviral medications for the management of influenza in children and adolescent for the 2009 - 2010 season — pediatric supplement for health care providers December 11,2009 5:00 PM ET.

1. 奥司他韦使用注意事项

- **WHO 建议**
  - 对于已证实或高度怀疑病毒感染,但无并发症的患者和有可能发展为重症或已出现并发症的高危患者,应尽快使用奥司他韦和扎那米韦治疗。
  - 对于重症或病情持续进展的患者应尽快使用奥司他韦治疗。

- **治疗剂量**

成人	剂量*
轻症者	75 mg 口服,每天 2 次,连续 5 天
重症或存在严重免疫缺陷的患者	75 mg 口服,每天 2 次,连续 5 天 可考虑加大剂量**,150 mg 口服,每天 2 次

≥1 岁的儿童	剂量*
<15 kg	30 mg 口服,每天 2 次,连续 5 天
15～22 kg	45 mg 口服,每天 2 次,连续 5 天
23～40 kg	60 mg 口服,每天 2 次,连续 5 天
≥40 kg	75 mg 口服,每天 2 次,连续 5 天

<1 岁儿童	剂量*
14 天～1 岁	3 mg/kg 口服,每天 2 次,连续 5 天

*如果患者不能口服药物,可由经鼻或经口胃管服药(参见"安全性"章节)
　如果抗病毒治疗超过 5 天病情尚未改善或进行性发展,应延长疗程直至病毒被清除或临床症状得到改善
**药物加量的原因在于病情严重时随着病毒高水平持续复制,药物经肠道吸收量减少。用于儿童时,每天的剂量可考虑加倍

- **安全性和不良反应**
  - **安全性**

  奥司他韦用于门诊成人患者未观察到明显增加的不良反应。然而,奥司他韦尚未在重症患者、孕妇及儿童患者进行评价。

  奥司他韦用于以下人群应慎重:

  — **肾病患者**:如果肌酐清除率为 10～30 ml/min,则奥司他韦减量至每天 75 mg。

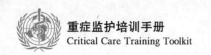

— 奥司他韦的有效性及安全性尚未在**肝脏疾病患者**进行评价,故不推荐减量使用

— 2009 年 H1N1 流感大流行时,奥司他韦被推荐用于**孕妇、哺乳期妇女**及容易发展为重症的孕妇患者,尚未有不良反应和胎儿致畸毒性的报道

○ **不良反应**

奥司他韦的不良反应通常比较轻微,主要为胃肠道反应,罕有神经精神并发症报道:

— 恶心(进食可缓解),呕吐

— 罕见神经精神方面的不良反应,主要见于某一国家,与药物的因果关系尚未确立

• **口服制剂**

剂型	说明
胶囊	每片 30 mg, 45 mg, 75 mg 商品名:Antiflu®, Tamiflu®等 室温保存(15~30℃)
液体混悬剂	白色粉末与 23 ml 饮用水的混合剂 水果味 需冷藏 需在 10 天内服用完 内含口服药物分配器(服药时必需确认用药剂量及容量)
口服混悬液	如果没有商品化的混悬剂,可以用奥司他韦胶囊制备混悬液

奥司他韦口服混悬液的制备

如果没有商品化的用于制备口服混悬液的奥司他韦粉末制剂,混悬液可在药房自行混合配制:

• 对于＞1 岁的患儿配制混悬液浓度为 15 mg/ml,≤1 岁的患儿为 10 mg/ml

• 床旁配制混悬液可采用灭菌水和磷酸奥司他韦胶囊制备

2. 扎那米韦使用注意事项

• **WHO 建议**

○ 对于已证实或高度怀疑病毒感染的无并发症患者及有可能发展为重症或出现并发症的高危患者,均应尽快使用奥司他韦和扎那米韦治疗。

○ 在没有奥司他韦或不能使用奥司他韦的情况下,对于重症患者或病情持续进展患者应使用吸入性扎那米韦治疗。

○ 对奥司他韦耐药但对扎那米韦敏感的重症或病情进展的病毒感染患者应使用扎那米韦治疗。

H1N1 流感大流行时没有发现病毒对扎那米韦耐药。然而,当时运用分子技术进行的耐药监测主要关注 H275Y 变异,可能忽略了其他的耐药突变。

● 治疗剂量

5 岁儿童及成人 *	剂量 **
轻症患者	10 mg(2 吸),每天 2 次,连续 5 天
重症患者	10 mg(2 吸),每天 2 次

* 吸入性扎那米韦很难有效用于<5 岁的儿童
** 如果抗病毒治疗超过 5 天病情尚未改善或仍进行性发展,应延长疗程直至病毒被清除或临床症状得到改善

商品化的吸入剂型并没有设计或计划放于喷雾器或机械化呼吸机中使用,因为乳糖药物载体可能妨碍呼吸机本身的功能。

● 安全性和不良反应
　○ 安全性
　　— 对于孕妇和哺乳期妇女:也许可使用,但鲜有报道。分泌至乳汁中的药物剂量极少
　　— 年龄<1 岁儿童:尚无资料报道
　○ 不良反应
　　— 有报道称,当用于存在或无潜在呼吸道疾病的患者时可发生支气管痉挛

● 剂型

剂型	说　明
吸入制剂	经口吸入药物粉末,需要使用专门的用药装置 商品化的吸入制剂并没有设计或计划在喷雾器或机械通气中使用,因为乳糖药物载体可能妨碍呼吸机的功能
静脉制剂	在某些地区可以获得试验用药

（王珍燕**翻译**　卢洪洲**审校**）

第六篇 严重败血症和感染性休克

概述

感染性休克的5条治疗原则：

— 确定诊断

— 改善异常生理功能

— 治疗感染

— 监测-记录-反馈

— 实施保证质量的护理

在复苏开始的1 h内，给予适当的抗菌药物，包括抗病毒药物，并且要清除所有局部感染灶。

成人复苏目标：

— 中心静脉压8～12 mmHg

— 平均动脉压≥65 mmHg

— 中心静脉SpO_2＞70%

— 尿量＞0.5 mg/(kg·h)

儿童复苏的目标目前尚在修订中，但也包括以下方面：

— 毛细血管充盈时间≤2 s

— 尿量＞1 mg/(kg·h)

— 与相应年龄下的平均动脉压和心率

— 中心静脉压8～12 mmHg和中心静脉SpO_2＞70%

— 血钙和血糖水平正常

儿童感染性休克复苏策略应综合考虑可用的ICU资源以及是否存在贫血、营养不良、低血压和低血容量的临床证据。

— 如果营养良好的感染性休克患儿在ICU接受治疗，应尽早依据PALS/SSC指南进行复苏，快速给予液体复苏（第1 h按照20 ml/kg补充液体，不超过60 ml/kg），以及升压和正性肌力药物治疗。

—如果有严重败血症但无低血压、低血容量或贫血的患儿在非 ICU 接受治疗,则需要给予更为谨慎的液体复苏治疗。

—存在败血症且有严重贫血的患儿,则在液体复苏前需要先输血。

—存在败血症且有营养不良的患儿,首先给予口服补液治疗,或者如果存在昏睡或休克,则给予乳酸钠林格氏液(LR)+5%葡萄糖治疗。

目录清单

参考文献

- Annane D, Bellissant E, Bollaert PE, et al. Corticosteroids for treating severe sepsis and septic shock. Cochrane Database Syst Rev, 2004,(1):CD002243.
- Annane D, Bellissant E, Cavaillon JM. Septic shock. Lancet, 2005,365:63 - 78.
- Annane D, Vignon P, Renault A, et al. Norepinephrine plus dobutamine versus epinephrine alone for management of septic shock: a randomisedtrial. Lancet, 2007, 370:676 - 684.
- Brierly J, Carcillo JA, Choong K, et al. Clinical practice parameters for haemodynamic support of pediatric and neonatal septic shock: 2007 update from the American College of Critical Care Medicine. Crit Care Med, 2009,37:666 - 688.
- Dellinger RP, Levy MM, Rhodes A, et al. Surviving Sepsis Campaign: guidelines for management of severe sepsis and septic shock: 2012. Intensive Care Med, 2013,39:165 - 228.
- de Oliveira CF, de Oliveria DS, Gottschald AF, et al. ACCM/PALS haemodynamic support guidelines for paediatric shock: an outcomes comparison with and without monitoring central venous oxygen saturation. Intensive Care Med, 2008, 34: 1065 - 1075.
- Guidelines for Cardiopulmonary Resuscitation and Emergency Cardiovascular, American Heart Association Care Part 12: Pediatric Advanced Life, 2005 Support http://circ.ahajournals.org/content/112/24_suppl/IV-167
- Jones AE, Shapiro NI, Trzeciak S, et al. Lactate clearance vs central venous oxygen saturation as goals of early sepsis therapy: a randomized clinical trial. JAMA, 2010, 303:739 - 746.

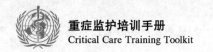

- Jones AE, Brown MD, Trzeciak S, et al. The effect of a quantitative resuscitation strategy on mortality in patients with sepsis: a meta-analysis. Crit Care Med, 2008, 36: 2734 – 2739.

- Magder S. Invasive intravascular hemodynamic monitoring: technical issues. Crit Care Clin, 2007, 23: 401 – 414.

- Maitland K, Kiguli S, Opoka RO, et al. Mortality after fluid bolus in African children with severe infection. N Engl J Med, 2011, 364: 2483 – 2495.

- Rivers E, Nguyen B, Havstad S, et al. Early goal-directed therapy in the treatment of severe sepsis and septic shock. N Engl J Med, 2001, 345: 1368 – 1377.

- Russell JA. Management of Sepsis. N Engl J Med, 2006, 355: 1699 – 1713.

- Siddiqui S, Razzak J. Early versus late pre-intensive care unit admission broad spectrum antibiotics for severe sepsis in adults. Cochrane Database Syst Rev, 2010, 6: CD007081.

- Wills BA, Nguyen MD, Ha TL, et al. Comparison of three fluid solutions for resuscitation in dengue shock syndrome. N Engl J Med, 2005, 353: 877 – 889.

1. 严重败血症及感染性休克的综合治疗方法

以下适用于流感病毒已知或疑似流感病毒流行时。

临床评价	实验室评价	治疗方案
识别,优先治疗紧急体征(分类) 检查: — 呼吸道 — 呼吸⇒SpO_2 — 血液循环⇒BP — 意识状态	实验室检查(如条件允许) — 动脉血气分析 — 动脉血乳酸盐测定	呼吸窘迫的治疗: — 吸氧 5 L/min — 伴低氧血症的呼吸衰竭时可采用机械通气 靶向复苏(见下页)
系统性炎症反应综合征(SIRS)的诊断: — 成人 HR＞90 次/分或儿童HR 高于同年龄组正常值 2个标准差以上 — 成人 RR＞20 次/分或 $PaCO_2$＜32 mmHg 或儿童△高于同年龄组正常值 2 个标准差;或使用机械通气 — 体温＞38℃或＜36℃	SIRS 的诊断: — 白细胞计数＞$12×10^9$/L 或＜$4×10^9$/L 或幼粒细胞＞10%	
确定感染源: — 社区获得性肺炎 — 严重流感病毒感染 — 积脓症 — 其他来源感染(如腹膜炎、腹腔内脓肿、胆管炎、蜂窝织炎、筋膜炎、肾盂肾炎、脑膜炎)	感染源界定: — 血培养 — 咳出痰液的革兰染色和培养 — 呼吸道标本流感检测 — 其他考量(如痰结核菌检查、疟疾涂片、肺孢子菌肺炎检测)	开始药物治疗: — 广谱抗生素覆盖所有可能的社区获得性病原体 — 抗病毒药物,如果有的话 — 如果休克对血管收缩剂抵抗,给予氢化可的松
评估器官功能: — 中枢神经系统:AVPU,CAM-ICU,pCAM-ICU — 肾功能:尿量 — 呼吸系统:呼吸窘迫的症状(如呼吸急速、使用辅助呼吸肌、鼻翼翕动) — 休克:毛细血管再充盈,中心与外周脉搏差,儿童患者肢体温暖或寒冷	评估器官功能: — 肾脏:电解质、血尿素氮、血肌酐 — 肝脏:胆红素、天门冬氨酸氨基转移酶(AST)、碱性磷酸酶 — 凝血:INR,PTT,血小板异常 — 代谢性酸中毒 — 低血糖症/高血糖症 — 儿童患者低血钙	控制败血症的来源: — 可能需要引流或清创的感染部位(如脓肿、积脓、胆囊炎、胆管炎、尿路梗塞、腹膜炎、肠梗阻、坏死性筋膜炎、气性坏疽)

△:(译者注)应为儿童 RR

(改编自:*Russell JA*, *et al*. *Management of sepsis*. *N Engl J Med*, *2006*, *355*: *1699 - 1713*.)

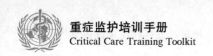

2. 重症监护条件下成人患者目标复苏的具体流程

以下流程图改编自：*Rivers E，et al，N Engl J Med，2001*（完整的流程图见参考文献）。

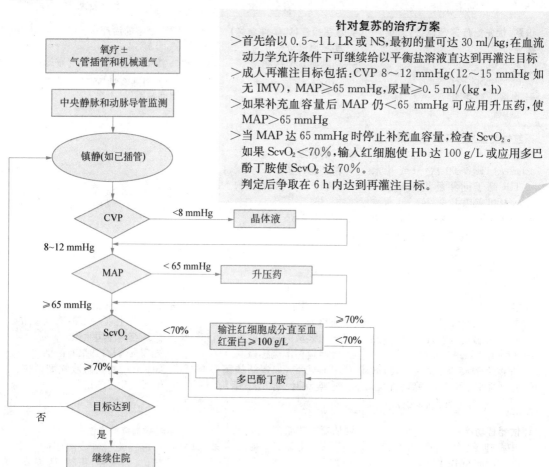

针对复苏的治疗方案

> 首先给以 0.5～1 L LR 或 NS，最初的量可达 30 ml/kg；在血流动力学允许条件下可继续给以平衡盐溶液直达到再灌注目标

> 成人再灌注目标包括：CVP 8～12 mmHg（12～15 mmHg 如无 IMV），MAP≥65 mmHg，尿量≥0.5 ml/(kg·h)

> 如果补充血容量后 MAP 仍<65 mmHg 可应用升压药，使 MAP>65 mmHg

> 当 MAP 达 65 mmHg 时停止补充血容量，检查 $ScvO_2$。

如果 $ScvO_2$<70%，输入红细胞使 Hb 达 100 g/L 或应用多巴酚丁胺使 $ScvO_2$ 达 70%。

判定后争取在 6 h 内达到再灌注目标。

3. 重症监护条件下儿童患者目标复苏的具体流程

此流程图由 ACCM/PALS 创建，改编自：*Dellinger RP，et al，Crit Care Med，2008*（完整的流程图见参考文献）。PALS(pediatric advanced life support)：儿科高级生命支持。

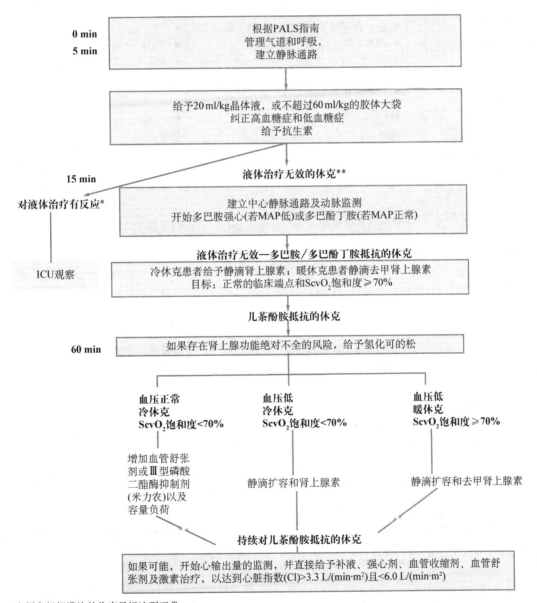

* 血压和组织灌注的临床目标达到正常

** 持续低血压,毛细血管再灌注异常或肢体发冷

4. 在医疗资源有限条件下成人感染性休克的治疗方案

		感染性休克	不伴休克的严重呼吸窘迫
前 2 h	判定	严重败血症或感染性休克的临床诊断： ● **SBP<90 mmHg** **并至少具有以下临床表现中的 1 项** ● 脉搏>100 次/分 ● RR>24 次/分 ● 体温<36℃或>38℃ ● 可能存在的感染	不伴休克的严重呼吸窘迫的临床诊断： ● RR>30 次/分或 SpO_2<90% ● SBP>90 mmHg ● 未出现心力衰竭 ● 没有疑似肺炎或 ARDS
	改善生理状态	**氧疗:SpO_2 90%** **液体：** ● 首先输入 1 000 ml 平衡盐溶液,然后在开始 2 h 内继续快速静滴 20~60 ml/(kg·h) LR 或 NS	**氧疗:SpO_2 90%** **液体：** ● 静滴平衡盐溶液 1 ml/(kg·h)或口服 ● 如果有哮喘,给予沙丁胺醇
	治疗感染	**紧急经验性治疗** ● 抗菌药物 ● 抗疟药 ● 如果疑似流感,使用特定抗病毒药	**确定感染灶** ● 根据临床症状确定感染灶 ● 疟疾虫检测 ● 如果有咳嗽,分子生物学检测结核杆菌或痰涂片检测抗酸杆菌 ● 胸片,革兰染色痰液检查 ● 血培养
	监测,记录,反馈	**每 30 min 1 次直到稳定** **然后每小时 1 次** ● SBP ● RR ● SpO_2 ● 意识状态(AVPU) ● 颈静脉压(JVP),听诊爆破音(肺部闻及啰音)	**查看急诊实验室检查结果** ● 如果血红蛋白(Hb)<70 g/L,考虑输血 ● 如果血糖<3 mmol/L (54 mg/dL),给予 50%葡萄糖(D_{50}) 25~50 ml

◁ SBP<90 mmHg

		如果呼吸功能下降(RR 增加,SpO_2 下降) ● 检查氧气供应 ● 如果 JVP 上升,肺部闻及啰音增多	**如果 SBP<90 mmHg,应以感染性休克的治疗原则进行治疗** ● 如果有哮喘,给予沙丁胺醇 ● 如果怀疑血容量过多,减慢输液速度;如果此时血压仍偏低开始应用升压药

考虑血容量过多 ▷

		感染性休克	不伴休克的严重呼吸衰竭
2~6 h	判定	补充血容量后血压仍未改变,可以考虑感染性休克的诊断 确定感染源	给以上述措施后仍没有效果,考虑:气胸、胸腔积液、心力衰竭、中毒、结核(TB)感染、HIV 合并耶氏肺囊性肺炎(PCP)感染
	改善生理状况	**氧疗:SpO₂ 90%** **液体:** ● 如果 SBP＞90 mmHg,继续 2 ml/(kg·h)速度静滴液体 ● 如果 SBP＜90 mmHg,在 2 h 之内或稍后开始应用升压药,并且继续以 5~10 ml/(kg·h)速度静滴液体	**氧疗:SpO₂ 90%** **液体:** ● 以 1 ml/(kg·h)速度静滴或口服 ● 如果有哮喘,给予沙丁胺醇
	治疗感染	如果需要,外科引流感染	考虑感染源 重新审核治疗效果
	监测记录反馈	**每 30 min 监测 1 次直到稳定** **然后每小时 1 次** ● SBP ● RR ● SpO₂ ● 意识状态(AVPU) ● JVP 升高,肺部听诊闻及啰音	**每 6 h 监测 1 次** ● 体温 ● 尿量 ● 如果血糖和 Hb 第 1 次测定值异常,需要重测
		SBP<90 mmHg **如果呼吸功能下降(RR 增加,SpO₂ 下降)** ● 检查氧气供应 ● JVP 升高,肺部听诊闻及啰音 考虑血容量过多	如果 SBP＜90 mmHg,应以感染性休克的治疗原则进行治疗,并且静脉滴注 1 000 ml **如果呼吸功能下降(呼吸困难,RR 增加或 SpO₂＜90%)** ● 检查氧气供应并且尽可能增加氧流量 ● 如果有哮喘,给予沙丁胺醇 ● 检查抗菌药物是否已应用。考虑应用广谱抗菌药物 ● 参见上图考虑其他诊断和感染 ● 如果血容量过多,SBP＞100 mmHg,休克纠正,停止静脉输液,静脉给予 20 mg 呋喃苯氨酸,体位为头高位

		感染性休克	不伴休克的严重呼吸窘迫
6~24 h	**判定**	如采取措施无效,重新考虑诊断 确定感染源 考虑手术原因,是否需要引流	若上述治疗无效,则重新考虑以下疾病: ● 肺炎 ● 胸腔积液 ● 心力衰竭 ● 中毒 ● TB 感染 ● HIV 合并 PCP 感染
	改善生理状态	**氧疗:SpO₂ 90%** 补液: ● 如果 SBP＞90 mmHg,继续 2 ml/(kg·h)速度静滴液体;如果使用升压药,降低频率 ● 如果 SBP＜90 mmHg,继续使用升压药,并且继续以 2 ml/(kg·h)速度静滴液体	**氧疗:SpO₂ 90%** 补液: ● 以 1 ml/(kg·h)速度静滴或口服 ● 如果有哮喘,给予沙丁胺醇
	治疗感染	**继续经验性抗菌药物—下一剂量** ● 抗菌药物 ● 抗疟药物(疟疾监测阳性) ● 抗病毒药物(如疑似流感)	
	监测 记录 反馈	**如果正在使用升压药物,或者患者的 SBP＜90 mmHg,则每小时监测 1 次;否则每 2 h 监测 1 次,监测的内容包括:** ● SBP ● RR ● SpO₂ ● 意识状态(AVPU) ● JVP,肺部听诊闻及啰音	**每 6 h 监测 1 次** ● 体温 ● 尿量 ● 如血糖和 Hb 第 1 次测定值异常,需要重测
		根据每 2~6 h 监测结果的变化给予相应处理	

		感染性休克	不伴休克的严重呼吸窘迫
复苏后	判定	重新全面评估 **回顾获得的诊断性资料并对基础诊断进行治疗** 如有原发性心脏病或肺部病变的证据则给予相应的专业治疗	若治疗效果差,则重新考虑以下疾病: ● 肺炎 ● 胸腔积液 ● 心力衰竭 ● 中毒 ● TB ● HIV 合并 PCP 感染
	改善生理状态	**氧疗**:使 SpO_2 维持在 90% 以上,若在不吸氧状态下 SpO_2 达到 90% 则停止吸氧 **补液**:维持剂量减到最大 $2\ ml/(kg \cdot h)$,如患者可口服则改为口服。	**氧疗**:使 SpO_2 维持在 90% 以上,若在不吸氧状态下 SpO_2 达到 90% 则停止吸氧 **补液**:如患者可口服则尽量口服。如患者有哮喘,给予沙丁胺醇
	治疗感染	**继续给予抗菌药物—改为口服剂型** ● 抗菌药物 ● 抗疟药物(在改为口服抗疟药物之前应至少静脉滴注抗疟药物 24 h) ● 抗病毒药物(如疑似流感)	
	营养	**若患者病情稳定或稳定 1~2 天后,应采取以下措施:** ● 由于有窒息危险,如患者无法吞咽则不要经口摄入食物(如精神状态异常、严重气短或持续呕吐导致的重病状态) ● 其他患者则需经口摄入食物。由于生病,大多数患者胃口不好,软质食物、流质食物、少食多餐对他们来说会更适合些 ● 如患者吞咽食物有风险,考虑经胃管喂糊状食物 ● 重症患者初始给予少量食物(如 20~40 ml/h)并通过胃管抽出物检查食物消化吸收情况 ● 如患者能耐受则增加进食次数	
	监测 记录 反馈	**每 8 h 监测 1 次(如果升压药在减量,每小时测量血压);再改为每天监测** ● SBP ● RR ● SpO_2 ● 意识状态(AVPU) 根据监测结果的变化尽早作出相应治疗	

(改编自:2012 年出版的《WHO IMAI 地区临床医师手册》)

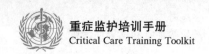
5. 成人和儿童感染性休克时血管活性药物应用的指导说明

对于补液治疗无效的难治性感染性休克应进一步使用升压药以提供有针对性的复苏。

对于成人,《脓毒症急救指南》(*Surviving Sepsis Guideline*)推荐:当 MAP＜65 mmHg 时应使用升压药。去甲肾上腺素作为一线药物应用,肾上腺素可作为其替代药品。应严格控制升压药的滴速,使 MAP 维持在 65 mmHg;如 MAP 改善,则升压药需减量;如不再需要则升压药立即停药。多巴胺应限用于快速心律失常或心动过缓风险较低的患者。若 MAP 达到要求、补液量足够,而患者依然处于持续性低灌注状态,并且 Hb＞100 g/L,也就是说 $ScvO_2$＜70％(或存在心肌功能异常的临床证据),则应用心肌收缩力增强剂多巴酚丁胺。

对于儿童,《脓毒症急救指南》推荐:一旦液体复苏后休克的临床症状仍持续存在,应立即使用升压药,不能延误。冷休克推荐使用多巴胺作为一线药,暖休克推荐使用肾上腺素作为一线药。若使用一线药后休克仍存在,则冷休克加用肾上腺素,暖休克加用去甲肾上腺素。这些药物应用时应严格控制滴速,直至达到足够的组织灌注。

给药途径	去甲肾上腺素	多巴胺/多巴酚丁胺	肾上腺素
优先经中央静脉给药	初始剂量: $0.1\sim0.2\ \mu g/(kg \cdot min)$ 剂量范围: 以 $0.1\ \mu g/(kg \cdot min)$增量; 若剂量＞$1\ \mu g/(kg \cdot min)$ 考虑药物无效	初始剂量: $2\sim5\ \mu g/(kg \cdot min)$ 剂量范围: 以 $2.5\ \mu g/(kg \cdot min)$增量; 最大剂量 $20\ \mu g/(kg \cdot min)$	初始剂量: $0.1\sim0.2\ \mu g/(kg \cdot min)$ 剂量范围: 以 $0.1\ \mu g/(kg \cdot min)$增量; 若剂量＞$1\ \mu g/(kg \cdot min)$ 考虑药物无效
如必需则经外周静脉给药	同上	同上	同上

初始剂量和最终剂量需个体化。MAP 目标应根据临床病史个体化处理(如高血压史)。用组织灌注的其他指标(如毛细血管再充盈,皮肤瘀斑消失,外周脉搏搏动有力,肢体末梢温暖干燥,尿量排出,精神状态正常)作为 MAP 的补充。值得注意的是,儿童休克类型可转换,应根据情况调整升压药。

升压药的不良反应包括快速心律失常、器官缺血、肢体末梢发冷或发绀。若外周静脉给药,升压药渗出可并发软组织缺血坏死。

心肌收缩力增强剂如多巴酚丁胺的不良反应包括快速心律失常,由外周血管舒张引起的低血压。因此,在感染性休克中心肌收缩力增强剂需与升压药联合应用以维持成人 MAP 达到目标和儿童低系统性血管阻力(SVR)。

(改编自:*Paul L*,*et al. The ICU book*,2009；*Annane D*,*et al. Lancet*,2007,370:276-684.)

6. 中心静脉压脉波示例

　　下面的中心静脉压(CVP)波形图来自一个机械通气的患者。测定 CUP 应以 c 波基线为标准,这条基线可以根据 QRS 波群的垂直线来确定。如果 c 波不明显,可以用 a 波的基线代替。不管是机械通气还是自主呼吸的患者都应在呼气末测定。动脉造影术(ART)显示的是动脉压力监测导管显示的波形图。

　　a 波的升支是心房收缩引起,其在心电图 p 波峰值后 80 ms。a 波的降支是由心房舒张和三尖瓣关闭引起。a 波和 c 波之间的时间相当于心电图上 P-R 间期。V 波的升支是由三尖瓣关闭且心室处于等容收缩期时,右心房被静脉血灌注所致。V 波后的 Y 降支是由三尖瓣打开后心房快速排空所致。

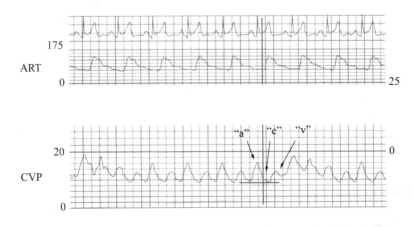

（官丽倩、汤阳**翻译**　张仁芳、卢洪洲**审校**）

第七篇　急性呼吸窘迫综合征

概述

急性呼吸窘迫综合征(ARDS)患者发生严重呼吸窘迫或低氧血症呼吸衰竭是气管插管与有创机械通气的指征。

ARDS 患者使用保护性肺换气能够降低死亡率。

肺保护性换气(LPV)是指:

— 低潮气量(潮气量≤6 ml/kg)

— 低气道平台压(目标 Pplat<30 cmH$_2$O)

— 使用合适的呼气末正压(PEEP)使 SpO$_2$ 维持在 88％～93％

— 容许高碳酸血症

使用 LPV 的 ARDS 患者可以从以下措施中获益:

— 适当镇静以防止人-机对抗及控制潮气量和气道平台压

— 对没有休克或急性肾损伤的患者采取保守的补液策略

对于严重的 ARDS 患者还包括以下干预措施:

— 使用肌肉松弛药

— 单独使用高 PEEP

— 使用高 PEEP 进行肺复张

— 俯卧位通气

目录清单

- 快速序列插管的操作步骤
- 儿童气管插管和机械通气的准备工作
- 注意:比较容量和压力限制通气过程中的标准波形
- 注意:识别和解释容量控制通气过程中不正常的压力和流量波形
- 指导辨别高峰值气道压的不同原因:阻力与顺应性(是人-机对抗产生的高气道压力,还是患者本身存在的高气道压力)

- 机械通气患者出现高气道峰压、低潮气量、SpO$_2$ 或血流动力学不稳定等情况时的故障排除
- 注意：ARDS 的诊断与分级
- 对 ARDS 患者进行 LPV 的方案
- 成人严重 ARDS 患者肺复张治疗方案
- 将严重 ARDS 患者转为俯卧位

参考文献

- Adapted from the course "Using the Ventilator to Probe Physiology：Monitoring Graphics and Lung Mechanics During Mechanical Ventilation" by Dean Hess，PhD，RRT，Massachusetts General Hospital Boston，MA.
- Diaz JV，Brower R，Calfee CS，et al. Therapeutic strategies for severe acute lung injury. Crit Care Med，2010，38：1644 - 1650.
- Egan J. Acute lung injury in the child. Paediatr Respir Rev，2010，11：171 - 175.
- Guérin C，Reignier J，Richard JC，et al. Prone positioning in severe acute respiratory distress syndrome. N Engl J Med，2013，368：2159 - 2168.
- Meade MO，Cook DJ，Guyatt GH，et al. Ventilation strategy using low tidal volumes，recruitment maneuvers，and high positive end-expiratory pressure for acute lung injury and acute respiratory distress syndrome a randomized controlled trial. JAMA，2008，299：637 - 645.
- Malhotra A. Low-tidal-volume ventilation in the acute respiratory distress syndrome. N Engl J Med，2007，357：1113 - 1120.
- Mercat A，Richard JC，Vielle B，et al. Positive end-expiratory pressure setting in adults with acute lung injury and acute respiratory distress syndrome. A randomized controlled trial. JAMA，2008，299：646 - 655.
- Messerole E，Peine P，Wittkopp S，et al. The pragmatics of prone positioning. Am J Respir Crit Care Med，2002，165：1359 - 1363.
- Murray JF，Matthay MA，Luce JM，et al. An expanded definition of the adult respiratory distress syndrome. Am Rev Respir Dis，1988，138：720 - 723.
- Sud S，Friedrich JO，Taccone P，et al. Prone ventilation reduces mortality in patients with acute respiratory failure and severe hypoxemia：systematic review and meta-analysis. Intensive Care Med，2010，36：585 - 599.
- Randolph AG. Management of acute lung injury and acute respiratory distress syndrome in Children. Crit Care Med，2009，37：2448 - 2454.
- Taccone P. Prone positioning in patients with moderate and severe acute respiratory distress syndrome a randomized controlled trial. JAMA，2009，302：1977 - 1984.
- The Acute Respiratory Distress Syndrome Network. Ventilation with lower tidal

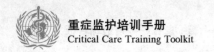
volumes as compared with traditional tidal volumes for acute lung injury and the acute respiratory distress syndrome. N Engl J Med, 2000,342:1301 – 1308.

- Tobin M. Advances in mechanical ventilation. N Engl J Med, 2001,344:1986 – 1996.

- Wheeler AP, Bernard GR. Acute lung injury and the acute respiratory distress syndrome: a clinical review. Lancet, 2007,369:1553 – 1565.

- National Heart, Lung, and Blood Institute Acute Respiratory Distress Syndroms (ARDS) Clinical Trials Network, Wiedemann HP, Wheeler AP, et al. Comparison of two fluid-management strategies in acute lung injury. N Engl J Med, 2006,354:2564 – 2575.

1. 快速序列插管的操作步骤

☑ 本指南用于进行气管插管之前。这是由英国苏格兰佩斯利的皇家亚历山大医院的 ICU 和急诊医疗服务中心根据长期实践而改编的诊疗常规。

- **设备**
  - □ 吸引器:在枕头下的右边放一个杨氏吸引器
  - □ 人工气囊,15 L/min 氧气,PEEP 阀门(吸氧前和插管后)
  - □ 气管插管(ETT)导管:合适的尺寸,端口检查和润滑
  - □ 2 个带窥视片的喉镜
  - □ 20 ml 注射器
  - □ 导管接头
  - □ 推车上放一个弹性塑胶探条
  - □ 推车上放一个口咽导管
  - □ 确定喉罩气道(LMA)和气管切开手术包
  - □ 二氧化碳分析仪
  - □ 听诊器
  - □ 经检查的呼吸机
  - □ 备用氧气源(缸/流量计)

- **药物**
  - □ 开放静脉通道并且保持通畅
  - □ 诱导药物:镇静药/麻醉药/神经肌肉阻滞药
  - □ 准备维持输液
  - □ 血管加压素和阿托品备用

- **团队组成及职责**
  - □ 医生 1:气道和药物
  - □ 护士 1:助手
  - □ 护士 2:压迫环状软骨

- **适当的抗感染预防措施**
  - □ 如果怀疑流感,采取预防空气传播措施

快速序列插管(RSI)

定义:RSI 是一种为患者进行快速气管插管的高级气道支持的医疗设施

对象:怀疑存在误吸(胃内容物吸入肺部)风险增加的患者

技术:相比通常用于诱导全身麻醉状态过程更快的一种形式。运用药物消除患者口咽部和喉部的非随意反射和肌紧张,将气管导管快速放置在声带之间。当气管导管通过声带,使气管导管气囊膨胀,然后进行人工通气。插管时气管导管是否在正确的位置,通过可视喉镜确定导管穿过声带、CO_2 描计仪(持续的 CO_2 排出,如在食管内将会表现为 CO_2 一过性增高)、较高的 SpO_2、双肺听诊闻及呼吸音以及胸片等检查措施可以得到证实

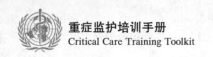

2. 儿童气管插管和机械通气的准备工作

☑ 本指南适用于进行气管插管操作之前。儿童气管插管和间歇性机械通气的指征：与成人一样，一旦出现顽固性的低氧血症、意识水平逐渐下降和严重的休克导致的低氧血症可进行此项操作。

☐ 3 min 100% FiO_2（吸入氧浓度分数）预给氧
   — 儿童和婴儿的功能残气量较低，诱导后容易快速出现 SpO_2 的降低
☐ 通过胃内减压防止膈肌抬高
   ☐ 利用气道连接系统减少胃胀气
   ☐ 面罩通气时尽早放置鼻胃管，并且使用大号注射器进行定期抽吸，以达到胃内减压的目的
☐ 预防休克
   — 苯二氮䓬类、硫喷妥钠、吸入性药物和丙泊酚会导致心肌抑制和血管舒张；这可能导致或加重休克
   ☐ 如果有备用的话，在诱导前预先使用氯胺酮和阿托品
   ☐ 预先补充容量液体（10～20 ml/kg 0.9% NS）并且（或者）开始（增加）正性肌力药物
☐ 阿托品能够预防所有婴儿和儿童喉镜检查时迷走神经兴奋引起的心动过缓
☐ 在所有患者包括婴儿中使用诱导药±麻醉药和神经肌肉阻滞药，能使咽喉部的视野清楚，插管操作更加容易
☐ 确定正确的气管插管位置。与成人一样，适当的呼气末 CO_2 指数仍然是金标准。但是正确的位置也能够从以下几方面进行判断：
   ☐ SpO_2 改善
   ☐ 听诊双肺呼吸音清晰对称
   ☐ 胸片可见气管插管尖端位于隆突上 1～2 cm，或者是位于第 3 胸椎后方

诱导药物的选择

	药物	静脉注射剂量	注意
阿片类	阿托品	20 mcg/kg（最低剂量 100 mcg）；>12 岁 300～600 mcg	
	芬太尼	2～5 mcg/kg	可能引起血压下降
	吗啡	0.1～0.2 mg/kg	起效时间长，约需 10 min

续 表

药物		静脉注射剂量	注意
诱导药物	氯胺酮	1～2 mg/kg	可能导致颅内压增高
	硫喷妥钠	2～5 mg/kg	可能导致血压下降 抗癫痫药
	1%丙泊酚 (仅用于诱导)	2.5～3.5 mg/kg (>3 岁)	可能导致血压下降
神经肌肉阻滞剂	琥珀胆碱	新生儿 3 mg/kg 剂量 所有其他年龄 1～2 mg/kg	高钾或神经肌肉疾病患者避免使用
	维库溴铵	0.1 mg/kg	
	阿曲库铵	0.5 mg/kg	
	泮库溴铵	0.1 mg/kg	

选择气管导管型号

	术语所指的婴儿	大约 6 个月	儿童≥1 岁(kg)
气管导管直径(尺寸)	3～3.5	3.5～4	(年龄/4)+4
经口气管插管的深度(通过胸片确定)	8～9	10	(年龄/2)+12 cm
经鼻气管插管的深度(通过胸片确定)	10～11	12	(年龄/2)+15 cm
吸引导管的尺寸	2×ETT=6	2×ETT=8	2×ETT

儿童与成人咽喉部解剖学上的差别

儿童不同于成人咽喉部的结构,可能导致通气更加困难。

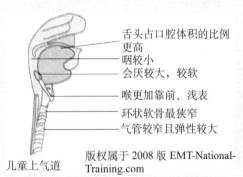

儿童上气道

版权属于 2008 版 EMT-National-Training.com

- **儿童胸壁的硬度较低**:意味着任何导致肺顺应性下降的病理过程将会使婴幼儿更易发生呼吸衰竭,如病毒性肺炎

- **儿童更小的气道直径**:意味着上呼吸道的阻力增加

- **儿童较大的腹部**:意味着功能残气量的下降,可能导致呼气末肺不张和肺萎陷伤

- **儿童较大的舌头,靠前的喉部,狭窄的环状软骨,较大的枕骨**:均要求在喉镜检查时通过调整气管的位置(如利用颈部旋转)使喉部视野清楚
  - 婴儿和儿童气管在中间的位置
  - 大龄儿童气管在"嗅探晨间空气"的位置(头后仰,颈部后展)

小贴士:如果患者存在喘鸣,则提示插管困难。可预先给氧,准备好各种尺寸的气管导管及由经验丰富的操作者进行操作

3. 注意:比较容量和压力限制通气过程中的标准波形

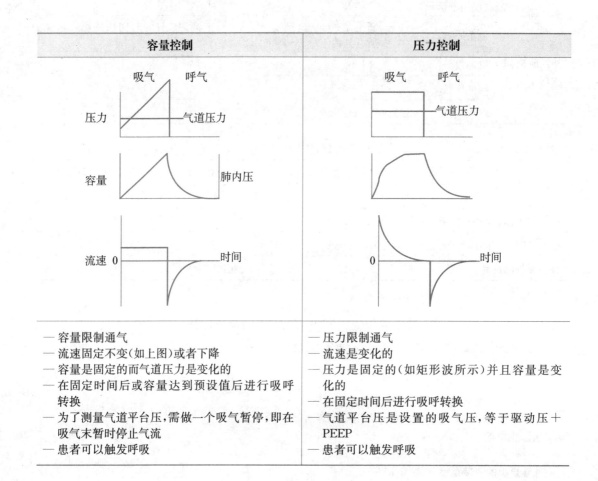

容量控制	压力控制
— 容量限制通气 — 流速固定不变(如上图)或者下降 — 容量是固定的而气道压力是变化的 — 在固定时间后或容量达到预设值后进行吸呼转换 — 为了测量气道平台压,需做一个吸气暂停,即在吸气末暂时停止气流 — 患者可以触发呼吸	— 压力限制通气 — 流速是变化的 — 压力是固定的(如矩形波所示)并且容量是变化的 — 在固定时间后进行吸呼转换 — 气道平台压是设置的吸气压,等于驱动压＋PEEP — 患者可以触发呼吸

4. 注意：识别并解释容量控制通气过程中不正常的压力和气流的波形

压力曲线		特 征	说 明
60 cmH$_2$O −20	气道压力	正常压力曲线	正常
90 cmH$_2$O −30	气道压力	气道峰压增高； 气道平台压增加	顺应性下降
60 cmH$_2$O −20	气道压力	气道峰压增高； 正常气道平台压； 内源性 PEEP	阻力增加

流速曲线		特 征	说 明
2 L/s 2	流速	正常的流速曲线形态	正常
3 L/s 3	流速	高呼气峰流速，呼气相 时间减少	抵抗减少
2 L/s 2	流速	呼气时间延长，流速 减少 内源性 PEEP	阻力增加

（改编自：Hess，D. Massachusetts General Hospital.）

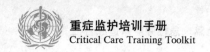

5. 指导区分高气道峰压的不同原因：阻力与顺应性

异常的气道压力	高峰压和高气道平台压	高峰压和正常的气道平台压
主要的生理问题	呼吸系统顺应性(C_{rs})降低	高气道阻力（R）
公式	$C_{rs} = \dfrac{潮气量}{气道平台压 - 呼气末正压}$	$R = \dfrac{气道峰压 - 气道平台压}{流速}$
正常	$60\sim100\ ml/cmH_2O$	$5\sim10\ cmH_2O/L/$气管插管的成人
能够迅速解决的问题	— 主支气管插管 — 张力性气胸 — 胸腔积液 — 腹胀 — 充血性心力衰竭 — 肺不张 — 过度通气	**患者的问题** — 患者咬、咳嗽及对抗呼吸机 — 分泌物 — 支气管痉挛 **呼吸机的问题** — 导管弯折 — 管道充满水 — 小气管导管
其他问题可能随着时间改善	— ARDS — 肺实变 — 肺纤维化 — 胸壁水肿 — 胸廓畸形	— 哮喘,慢性阻塞性肺疾病（COPD）

影响气道峰压的因素		
气道压＝气道阻力＋顺应性		
气流阻力	**呼吸系统顺应性**	**胸壁顺应性**
• 气道直径的大小 • 下呼吸道阻塞 • 机械梗阻	• 胸壁 • 潮气量 • 肺弹性	• 胸壁 • 患者体位 • 腹部对胸部的外压

6. 机械通气患者出现高气道峰压、低潮气量、低血氧饱和度或血流动力学不稳定等情况时的故障排除

☑ **气管导管是否在气管内？**
— 大量漏气或吸气时胸壁无隆起提示气管插管脱落：用直接喉镜检查并重新插管。

呼吸机回路或氧气供应是否有问题？
— 关闭呼吸机检查，同时以100％的氧浓度手动通气

吸痰管是否可通过气管插管？
— 如果没有，可能是气管插管扭结：拉直或插入防咬的牙垫中
— 如果没有，气管插管可能被分泌物阻塞：重新插入新气管插管
— 如果是，通过气管插管吸痰以消除痰/黏液栓

是否双侧都有呼吸音？
— 单侧呼吸音消失：对于不是极端危重的患者通过评估纵隔移位和胸部X线检查来评价主支气管/肺叶塌陷与气胸
　○ 怀疑张力性气胸要求立即穿刺减压，然后放置胸腔引流管，不需要胸部X线检查
　○ 如气管插管在患者体内位置比以前更深，应怀疑插管进入主支气管：撤回到以前的位置，可以用支气管镜检查确认。
　○ 肺叶塌陷或肺不张可能对积极吸痰有反应，可以通过胸部X线检查确认
— 双侧喘鸣：考虑支气管痉挛，给予支气管扩张剂
— 双边爆裂声：考虑肺水肿；给予利尿剂或更高PEEP，取决于对容量状态的完整临床评估

是否有其他问题，造成低顺应性？
— 腹胀：通过鼻胃管进行胃引流
— 自发PEEP：通过检查呼吸波形进行诊断。治疗：支气管扩张剂，镇静，可能还需要临时断开正压

是否有血流动力学不稳定？
— 在确定和治疗原发病的同时，补液或采用升压药恢复血流动力学稳定
— 如有严重的低血压，评估张力性气胸或严重自发PEEP（往往见于哮喘或慢性阻塞性肺疾病患者）

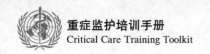

— 其他原因引起气道压力升高导致静脉回流减少,镇静和止痛药物引起的血管扩张,或新的问题(脓毒病,出血,肺栓塞,心肌梗死)

患者是否激惹,与呼吸机不同步?
— 可能继发于其他问题,或者是原发的问题,造成不同步
— 小心使用镇静剂治疗

7. 对 ARDS 患者进行肺保护性换气的方案

本方案应用于一个低潮气量临床试验,该试验在 2000 年刊于 *NEJM*(详见参考文献)。本文中有两个 PEEP - FiO₂ 的对照表格;第 2 个可用于更严重的低氧血症。

在儿童中应用的原则相同,但 8 岁以下儿童要用较低的最大 PEEP, 15 cmH₂O。

呼吸机设定与调整

(1) 计算预计体重(PBW)
    男性＝50＋2.3[身高(英寸)－60]
    女性＝45.5＋2.3[身高(英寸)－60]
(2) 选择任意通气模式。
(3) 设置参数使起始潮气量(TV)＝8 ml/kg PBW。
(4) TV 每≤2 h 降低 1 ml/kg PBW,至 TV＝6 ml/kg PBW。
(5) 设置初始速率至基础分钟通气量(≤35 次/分)。
(6) 调整 TV 与 RR 至 pH 和平台压达到下列目标。

• **氧合目标:PaO₂ 55～80 mmHg 或 SpO₂ 88%～95%**

用最小 PEEP(5 cmH₂O)。考虑增加 FiO₂/PEEP 如下表所示。8 岁以下儿童 PEEP 水平不大于 15。

低 PEEP/高 FiO₂													
FiO₂	0.3	0.4	0.4	0.5	0.5	0.6	0.7	0.7	0.7	0.8	0.9	0.9	0.9	1.0
PEEP	5	5	8	8	10	10	10	12	14	14	14	16	18	18～24
高 PEEP/低 FiO₂,用于严重低氧血症													
FiO₂	0.3	0.3	0.3	0.3	0.3	0.4	0.4	0.5	0.5	0.5～0.8	0.8	0.9	1.0
PEEP	5	8	10	12	14	14	16	16	18	20	22	22	22

- **目标平台压(Pplat):≤30 cmH$_2$O**

用 0.5 s 吸气暂停测 Pplat,最少 4 h 1 次,以及每次改变 PEEP 或 TV 后。

— **如 Pplat>30 cmH$_2$O**:以 1 ml/kg 为单位降低 TV(最小=4 ml/kg PBW)

— **如 Pplat<25 cmH$_2$O, TV<6 ml/kg**:以 1 ml/kg PBW 为单位增加 TV 至 Pplat>25 cmII$_2$O或 TV=6 ml/kg PBW

— **如 Pplat<30 cmH$_2$O 并出现呼吸叠加或不同步**:增加 TV 1 ml/kg PBW,如 Pplat 仍<30 cmH$_2$O,增至 7 ml/kg 或 8 ml/kg

- **目标 pH:7.30~7.45**

酸中毒处理:(pH<7.30)

— **如 pH 7.15~7.30**:增加 RR 至 pH>7.30 或 PaCO$_2$<25(最大 RR=35 次/分)

— **如 pH<7.15**:增加 RR~35

— **如 pH 仍<7.15,TV 可以 1 ml/kg PBW 逐步增加直至 pH>7.15(Pplat 目标可>30 cmH$_2$O)。可给予碳酸氢钠

- **碱中毒处理:(pH>7.45)**如可能,降低呼吸机频率
- **I∶E 目标频率**:推荐吸气时间≤呼气时间

8. 注意:ARDS 的诊断与分级

ARDS		
时间	1 周内出现已知的临床症状或新发或加重的呼吸系统症状	
胸部影像检查*	双侧阴影——不能完全以渗出、肺叶/肺萎陷或结节解释	
水肿来源	呼吸衰竭不能完全用心力衰竭或液体潴留解释 如无危险因素,需客观评估(如超声心动图检查)以排除压力性肺水肿	
氧合**	轻	200 mmHg<PaO$_2$/FiO$_2$≤300 mmHg 及 PEEP 或持续气道正压(CPAP)≥5 cmH$_2$O***
	中	100 mmHg<PaO$_2$/FiO$_2$≤200 mmHg 及 PEEP≥5 cmH$_2$O
	重	PaO$_2$/FiO$_2$≤100 mmHg 及 PEEP≥5 cmH$_2$O

* 胸片或 CT 扫描

** 如海拔高于 1 000 m,按以下校正因子计算:[PaO$_2$/FiO$_2$×(大气压/760)]

*** 轻度 ARDS 组中可采用无创通气

9. 成人严重 ARDS 患者肺复张治疗方案

本方案参考以下文件修订:*Meade MO,et al. JAMA,2008*(详见参考文献)。

(1) 增加 FiO_2 至 1.0。

(2) 调整压力报警上限至 50 cmH_2O,呼吸暂停报警至 60 s。

(3) 调至压力支持模式,设置压力支持水平为 0。

(4) 增加 PEEP 至 40 cmH_2O,维持 40 s。

(5) 发生下列情况之一,降低 PEEP:

- 如果肺复张操作法(RM)是用于环路连接断开或去复张,调节 PEEP 到复张前水平。
- 如果肺复张操作法用于持续性低氧血症,调节 PEEP 至肺保护性通气策略中高 PEEP - FiO_2 图右侧一格。

(6) 继续容量控制(或其他选中的)模式,重置警报限制。

(7) 如果存在以下一种情况,则需要降低 FiO_2:

- 为不通气或者塌陷肺泡进行肺泡复张,把 FiO_2 降低至肺复张前已设定的水平。
- 为持续的低氧血症进行的肺复张,把 FiO_2 降低至保护性肺通气模式下 PEEP/FiO_2 表中向右侧移动后所对应的水平。

* 注意:根据不同型号的呼吸机,可能需要进行调整

- **RM 禁忌证:**
  - 补液及使用升压药物后 MAP 仍<60 mmHg
  - 通过胸腔插管的活动性漏气
  - 气胸或纵隔、皮下气肿,但未插胸腔引流管
- **RM 提前结束**

RM 期间发生以下情况,立即调整 PEEP 至复张前的水平(在完成 40 s PEEP 前):

- MAP<60,或下降>20 mmHg
- SpO_2<85%
- HR>140 次/分或<60 次/分
- 新发的心律失常,排除孤立的室上性期前收缩(早搏)
- 新出现的胸腔引流管漏气

10. 将严重 ARDS 患者转为俯卧位的清单

本清单参考以下文献修订:*Messerole E. Am J Respir Crit Care Med*,2008(详见参考文献)。俯卧位通气应当按照事先预备的方案,由 4～5 名小组成员完成。在儿童患者中更容易实施。

- **准备**

(1) 检查禁忌证:

  a. 面部或骨盆骨折;

  b. 腹侧体表有烧伤或开放伤;

  c. 有脊柱不稳定的情况(如类风湿关节炎,创伤);

  d. 有颅内压升高的情况;

  e. 危及生命的心律失常。

(2) 考虑俯卧位对于胸管引流的潜在负面影响。

(3) 只要可能,向患者或家属解释这种操作方式。

(4) 通过近期 X 线片确定气管插管末端在隆突上方 2～4 cm。

(5) 观察和确定气管插管,将所有中央静脉和大口径的外周静脉导管都固定好。

(6) 确保患者的头、颈、肩在俯卧位时得到支撑;准备所有需要的枕头、泡沫垫或其他可能需要的支撑物。

(7) 停止鼻饲,检查残渣,胃排空,封闭鼻饲管。

(8) 准备气管内吸引装置,预习应对大量呼吸道分泌物突然干扰通气的操作流程。

(9) 决定向左或向右转。

(10) 准备患者俯卧位所需的所有静脉导管及其他导管和连接管:

  a. 确定管道长度足够;

  b. 将所有引流袋放到床的对侧;

  c. 将胸管引流瓶放到两腿之间;

  d. 将静脉导管调至朝向患者头侧,调至床的另外一侧。

- **翻转流程**

(1) 床的两侧各有 1 人以上(负责翻转过程),患者头侧安排 1 人(确保中心导管和气管插管不缠绕或扭转)。

(2) FiO_2 上调至 1.0,记录通气模式、TV、每分通气量、峰压和 Pplat。

(3) 将患者拉到床沿,尽可能远离翻转时将要侧卧的朝向。

(4) 在患者将要侧卧的朝向放置一张新床单,床单大部分悬挂起来。

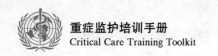

（5）将患者转至侧卧位，优势手轻轻弯在胸口下方。翻转过程中患者的非优势手可以从头上举起，翻转也可以通过滚木的手法进行。

（6）去除心电图导联和电极，必要时给予气道、口腔、鼻腔吸引。

（7）继续向俯卧位翻转。

（8）用新床单将患者放置于床的中间。

（9）如果患者躺在标准医院病床上，将他（她）的头转向呼吸机，确定气管插管没有扭曲，没有在翻转过程中移位，必要时行气管插管吸引。

（10）恰当支持面部和肩部，避免任何支持物与眼睛或眼眶接触。

（11）让患者的手臂处于舒适的位置。如果患者不能交流，避免任何形式的手臂伸展而造成臂丛损伤。

（12）听诊胸部，检查右侧主支气管插管。重新评估 TV 和每分通气量。

（13）调整所有的管道，重新评估连接和功能。

（14）重新放置心电图导联和电极。

（15）倾斜患者至头高脚低位。采用轻度的间歇侧卧位（20°～30°），每 2 h 翻身 1 次。

（16）每班作完整的皮肤评估，尤其是监测承重面和腹部表面。

（梅雪、齐唐凯**翻译**　刘莉、卢洪洲**审校**）

第八篇 镇静与谵妄

概述

对应用有创机械通气（IMV）模式通气的气管插管患者，使用系统方案来管理疼痛、焦虑和谵妄。

使用标准化的量表定期评估患者的疼痛、焦虑和谵妄状态。

设定每天镇静的程度：

— 间断使用苯二氮䓬类药物或丙泊酚（异丙酚）（＞16岁）作为一线镇静剂持续输注，以达到镇静目标

— 尽量少用苯二氮䓬类药物持续输注

对持续静脉输注镇静药物的患者进行评估，为停用镇静药物做好准备。

如果已经做好停用镇静药物的准备，则可停止使用镇静药物并进行密切监测。

— 如果出现失败征象，则以之前1/2的剂量重新输注镇静药物

— 如果没有出现失败征象，当患者符合条件时，则实施单次呼吸试验（SBT）

定期评估谵妄状态

— 如果存在，寻找潜在原因并进行处理

— 优先使用非药物干预

— 必要时应用抗精神病药物

定期评估疼痛

— 重在预防而非治疗

— 使用非阿片类和阿片类药物

工具清单

• 疼痛评估量表

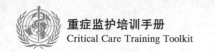

- COMFORT - B 量表：评估儿童镇静程度
- AVPU 量表：评估意识水平的简单工具
- Richmond 躁动镇静评分（RASS）
- RASS 评估流程
- 成人 ICU 患者意识模糊评估方法工作表（CAM - ICU）
- 成人患者谵妄评估流程图
- 儿童 ICU 患者意识模糊评估方法工作表（pCAM - ICU）
- 成人视觉注意力筛检评估流程
- 成人和儿童注意力筛检表
- 成人常用镇静剂表
- 成人常用阿片类镇痛药表
- 神经肌肉阻滞剂在成人中的用法表
- 成人常用抗精神病药物（氟哌啶醇）表
- 儿童常用镇痛剂、镇静剂及神经肌肉阻滞剂表

参考文献

- Bar J, Fraser GL, Puntillo K, et al. Clinical practice guidelines for the management of pain, agitation, and delirium in adult patients in the intensive care unit. Crit Care Med, 2013,41:263 - 306.

- Dellinger RP, Levy MM, Carlet JM, et al. Surviving sepsis campaign: international guidelines for management of severe sepsis and septic shock: 2008. Crit Care Med, 2008,36:296 - 327.

- Ely EW, Inouye SK, Bernard GR, et al. Delirium in mechanically ventilated patients: validity and reliability of the confusion assessment method for the intensive care unit (CAM - ICU). JAMA, 2001,286:2703 - 2710.

- Ely EW, Truman B, Shintani A, et al. Monitoring sedation status over time in ICU patients: the reliability and validity of the Richmond Agitation Sedation Scale (RASS). JAMA, 2003,289:2983 - 2991.

- Girard TD, Kress JP, Fuchs BD, et al. Efficacy and safety of a paired sedation and ventilator weaning protocol for mechanically ventilated patients in intensive care (Awakening and Breathing Controlled trial): a randomised controlled trial. Lancet, 2008,371:126 - 134.

- Ista E, van Dijk M, Tibboel D, et al. Assessment of sedation levels of paediatric intensive care patients can be improved using the COMFORT "behavior" scale. Pediatr Crit Care Med, 2005,6:58 - 63.

- Jacobi J, Fraser GL, Coursin DB, et al. Clinical practice guidelines for the sustained use of sedatives and analgesics in the critically ill adult. Crit Care Med, 2002,30:119 - 141.

- Johansson M, Kokinsky E. The COMFORT behavioural scale and the modified FLACC scale in paediatric intensive care. Nurs Crit Care, 2009, 14:122 - 130.
- Lonergan E, Britton AM, Luxenberg J, et al. Antipsychotics for delirium. Cochrane Database of Syst Rev, 2007, Issue 2.
- Pandharipande PP, Pun BT, Herr DL, et al. Effect of sedation with dexmedetomidinevsLorazepam on acute brain dysfunction in mechanically ventilated patients: the MENDS randomized controlled trial. JAMA, 2007, 298:2644 - 2653.
- Papazian L, Forel JM, Gacouin A, et al. Neuromuscular blockers in early acute respiratory distress syndrome. N Engl J Med, 2010, 363:1107 - 1116.
- Sessler CN, Gosnell MS, Grap MJ, et al. The richmond agitation-sedation scale: validity and reliability in adult intensive care patients. Am J Resp Crit Care Med, 2002, 166:1338 - 1344.
- Smith HA, Boyd J, Fuchs DC, et al. Diagnosing delirium in critically ill children: validity and reliability of the pediatric confusion assessment method for the intensive care unit. Crit Care med, 2011, 39:150 - 157.

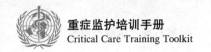
1. 疼痛评估量表

视觉模拟量表（visual analog scale，VAS）是用于成人和青少年疼痛评估的一个有效的且广泛使用的方法，主要用于评估患者的主观疼痛程度。分 10 个级别，从 0 无疼痛，到 10 可以想象到的最剧烈疼痛。该评分法操作灵活，患者可以通过口头或者视觉回答。（如果患者因疼痛不能进行口头交流，可以给予一份 10 cm 量表让患者指出与其疼痛程度相应的区域。）

VAS 的局限性在于患者需要清醒，并且对疼痛分级能有一个概念。通常不适用于 ICU 患者。

VAS 评分越低，说明镇痛效果越好。但是，应该避免过度镇痛导致的 VSA 评分低下。另外，镇痛的程度要密切检测（见 RASS 分级）。

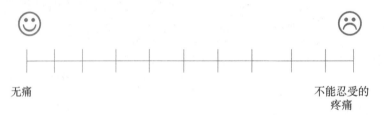

可以应用 Wong-Backer 面部表情疼痛量表，询问较小的儿童哪张脸能反映他们的疼痛程度。

Wong-Baker 面部表情疼痛量表

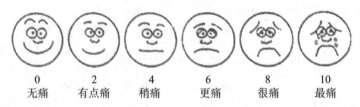

0	2	4	6	8	10
无痛	有点痛	稍痛	更痛	很痛	最痛

引自：*Wong DL，Hockenberry-Eaton M，Wilson D，et al. Wong's Essentials of Pediatric Nursing，6th ed，St. Louis，2001，1301. Copyrighted by Mosby，Inc. Reprinted by permission.*

2. COMFORT－B 量表：评估儿童镇静程度

接受重症监护儿童的镇静和疼痛水平应至少每 4 h 评估 1 次。很多方法可以用来评估疼痛和镇静的程度。此文介绍评估镇静的 COMFORT－B 量表和评估疼痛的 Wong-Backer VAS 分级量表。

COMFORT－B 量表不能用于用了肌肉松弛剂或存在严重神经系统损害的儿童。儿童需要观察 2 min，并对下列 6 种行为评分（使用呼吸反应或是哭闹取决于儿童插管状态）。11～22 分为最佳的镇静范围；<10 分可能为过度镇静；>23 分则镇静剂剂量不足。

项目	表现	得分
警觉性	1 分：深度睡眠 2 分：浅睡眠 3 分：昏睡 4 分：完全清醒和警觉 5 分：高度警觉	…
平静/躁动	1 分：平静 2 分：轻度焦虑 3 分：焦虑 4 分：非常焦虑 5 分：恐慌	…
呼吸反应 （有辅助通气的患儿）	1 分：无咳嗽和无自主呼吸 2 分：轻微自主呼吸或对辅助呼吸无反应 3 分：偶有咳嗽或者轻度人-机对抗 4 分：明显的人-机对抗或者频繁咳嗽 5 分：人-机对抗，咳嗽或窒息	…
哭 （无辅助通气的患儿）	1 分：呼吸平静，无哭 2 分：哭泣或喘气 3 分：呻吟 4 分：哭闹 5 分：尖叫	…
肢体活动	1 分：无活动 2 分：偶尔，轻微活动 3 分：频繁，轻微活动 4 分：剧烈运动，但仅限于四肢 5 分：剧烈运动，包括躯干和头部	…

续　表

项目	表现	得分
肌张力	1分:肌肉完全放松,没有肌张力 2分:降低的肌张力 3分:正常肌张力 4分:增高的肌张力,屈曲的手指和脚趾 5分:肌肉僵直,屈曲的手指和脚趾	…
面肌紧张度	1分:面部肌肉完全放松 2分:面部肌张力正常,没有面部肌肉张力增高的证据 3分:部分面部肌肉肌张力高 4分:整个面部肌肉肌张力高 5分:面部肌肉扭曲或者呈鬼脸状	…
总分		…

(改编自:*Ambuel*, *et al*. 1992)

3. AVPU 量表:评估意识水平的简单工具

该分级是评估患者精神状态的简单方法。每个字母对应患者的意识水平。

分级	表现
A	警觉
V	对声音刺激有反应
P	对疼痛刺激有反应
U	反应迟钝或昏迷

4. Richmond 躁动镇静分级量表(RASS)

定期使用标准化量表评估躁动、焦虑和镇静水平,根据临床状况和管理计划设定每日镇静目标。建议应用 RASS 来进行评估。这个量表已在许多临床试验中得以验证,可以很容易地教给工作人员。

得分(分)	分期	表现	
+4	动武好斗	明显好斗,暴力,对工作人员产生危险	
+3	异常躁动	牵拉、移除管子或者导管,具攻击性	
+2	躁动	频繁无目的性运动,对抗呼吸机	
+1	不安	焦虑,但没有侵略性、精力旺盛的运动	
0	警觉和平静		
−1	昏睡	不完全清醒,但能持续被声音唤醒(睁眼/眼神接触)>10 s	言语刺激
−2	轻度镇静	能短暂被声音唤醒,有眼神接触,但<10 s	
−3	中度镇静	对声音有动作或者睁眼,但是没有眼神接触	
−4	深度镇静	对声音无反应,但是对物理刺激有运动或睁眼动作	物理刺激
−5	不能唤醒的	对声音或物理刺激没有反应	

(改编自:*Sessler*,*AJRCCM*,*2002* 和 *Wesley EW*,*JAMA*,*2003*)

5. RASS 评估的流程

对大多数患者而言,做这个评估非常快,只需要 30 s,只有约 10% 的患者需要几分钟时间(改编自:*Sessler*,*AJRCCM*,*2002*;*Wesley EW*,*JAMA*,*2003*)。

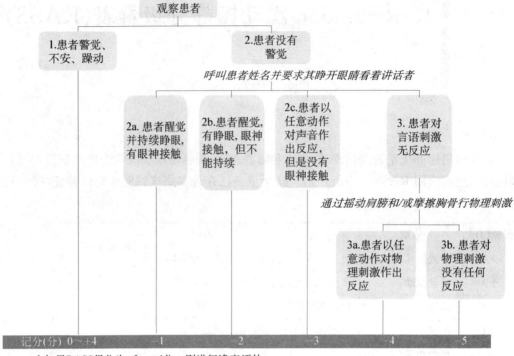

→如果RASS得分为-3~+4分，则进行谵妄评估
→如果RASS得分为-4分或-5分，则需停止并随后重新评估

6. 成人 ICU 患者意识模糊评估法工作表 (CAM－ICU)

使用 CAM－ICU 工作表配合 RASS 评估谵妄。

项目1:急性起病或者逐渐发病	得分	如存在请打钩
患者精神状态是否与起初不同？在 24 h 内心理状态是否有变化？并且有镇静量表(如 RASS)、格拉斯哥昏迷量表(GCS)或者之前的谵妄评估作为依据？	任一问题答案为是	☐
项目2:注意力不集中		
字母注意力测试(可从训练手册找代替的图片)。 指引:告诉患者"我将要连续读 10 个字母，当听到 'A' 的时候，请握紧我的手"。以正常语调读下列字母，每个字母间隔时间为 3 s 　　　　　　S A V E A H A A R T 读到 A 时患者未握紧手或未读到 A 时握紧手算错	错误数>2 个	☐

项目3:意识水平的改变		
RASS分级为除警觉和平静(0分)以外	RASS除0分外	☐
项目4:思维错乱		
回答是与否(可从训练手册找代替的问题): 问题1:石头在水中能漂浮吗? 问题2:海里有鱼吗? 问题3:1磅要比2磅重吗? 问题4:锤子可以用来砸钉子吗? 记录患者错误回答的次数 命令: "伸出相同数目的手指"(在患者面前伸出两个手指);"现在用另一只手做相同动作"(不要重复手指数目)。如果患者不是两手都能动,则在第2部分中要求患者在同一手上加1个手指。 患者如果不能完成,则记分	综合记分	☐
CAM-ICU汇总	满足标准	☐ CAM-ICU 阳性 (存在谵妄)
项目1+2+3或4=CAM-ICU总分	不满足标准	☐ CAM-ICU 阴性 (不存在谵妄)

- 如果 RASS≠0 时,只计算项目1(急性起病或者缓慢发病)和项目2(注意力不集中)。
- 如果 RASS=0,评估所有的项目。

(© E. Wesley Ely, MD, MPH and Vanderbilt University.)

7. 成人患者谵妄评估流程图

此流程图可以被制作成袖珍卡或墙壁海报,以方便医生评估患者是否存在谵妄。

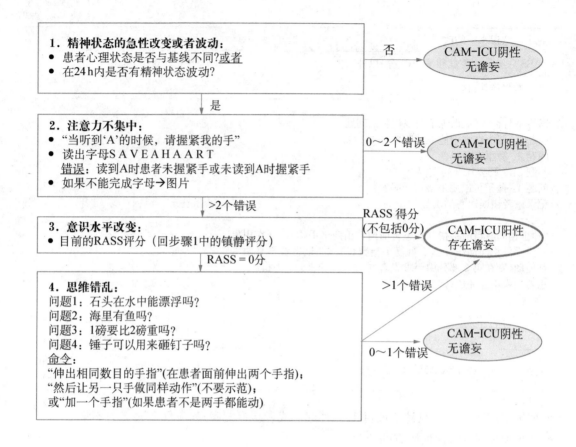

8. 儿童 ICU 患者意识模糊评估法工作表 (pCAM - ICU)

此工作表改编自以下文献: *Smith, H. Diagnosing delirium in critically ill children: validity and reliability of the Pediatric Confusion Assessment method for the intensive care unit. Crit Care med, 2011, 39: 150 - 157.*

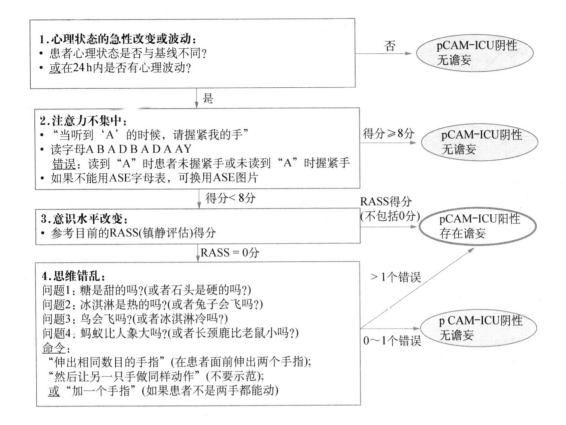

1. **心理状态的急性改变或波动：**
• 患者心理状态是否与基线不同？
• 或在24 h内是否有心理波动？

→ 否 → pCAM-ICU阴性 无谵妄

↓ 是

2. **注意力不集中：**
• "当听到'A'的时候，请握紧我的手"
• 读字母A B A D B A D A A Y
  错误：读到"A"时患者未握紧手或未读到"A"时握紧手
• 如果不能用ASE字母表，可换用ASE图片

→ 得分≥8分 → pCAM-ICU阴性 无谵妄

↓ 得分＜8分

3. **意识水平改变：**
• 参考目前的RASS(镇静评估)得分

→ RASS得分(不包括0分) → pCAM-ICU阳性 存在谵妄

↓ RASS＝0分

4. **思维错乱：**
问题1：糖是甜的吗?(或者石头是硬的吗?)
问题2：冰淇淋是热的吗?(或者兔子会飞吗?)
问题3：鸟会飞吗?(或者冰淇淋冷吗?)
问题4：蚂蚁比人象大吗?(或者长颈鹿比老鼠小吗?)
命令：
"伸出相同数目的手指"(在患者面前伸出两个手指)；
"然后让另一只手做同样动作"(不要示范)；
或"加一个手指"(如果患者不是两手都能动)

→ ＞1个错误 → pCAM-ICU阳性 存在谵妄

→ 0～1个错误 → p CAM-ICU阴性 无谵妄

9. 成人视觉注意力筛检评估流程

大约10%的患者无法完成字母测评"SAVEAHAART"，可用以下方式来评估"注意力散漫"(谵妄的一种主要表现)，这种方法患者更乐于接受。

• **第1步**

— 对患者说："先生(或小姐)……，接下来我要给你看一些常见物品的图片，请看清楚并记仔细了，我会问你看过了哪些图片。"

— 展示5张图片，每张图予以口头命名，并显示3 s。

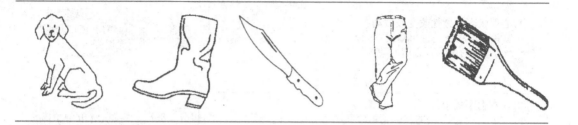

- **第 2 步**
  - 告诉患者:"现在我要给你看更多的图片,有些是你已经看过的,有些是新的,如果看到了你看过的图片,通过点头来告诉我。"
  - 展示 10 张图片,5 张新的,5 张是已经看过的。每张图予以口头命名,并显示 3 s。

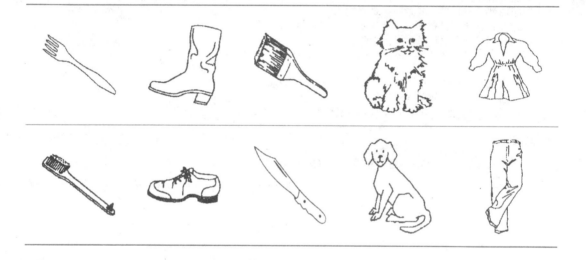

- **评分**

  这个测试的评分由第 2 步中的 10 张图片回答的对错数来计分。

  重点:如需反复测试,每天需交替使用表 A 和表 B(见下文),如果患者是戴眼镜的,确保他们在进行视觉注意力评估的时候眼镜已经戴好。

  (改编自:*E. Wesley Ely*,*MD*,*MPH and Vanderbilt University.*)

10. 成人注意力筛查表

ASE - A

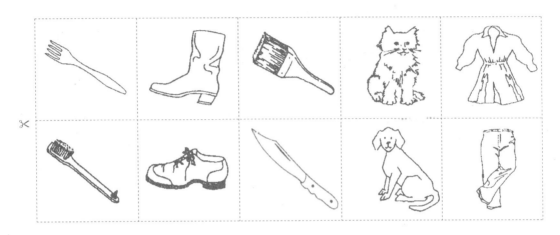

（改编自：E. Wesley Ely，MD，MPH and Vanderbilt University.）

ASE - B

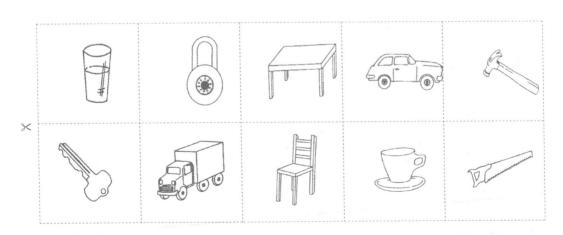

（改编目：E. Wesley Ely，MD，MPH and Vanderbilt University.）

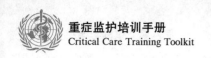
11. 成人常用镇静剂表

有许多镇静药物可用来治疗躁动和焦虑。你需要关注的是哪些药物是你所在的医院有的,并预计将来你会用到哪些药物。熟悉这些药物基本的药代动力学及其不良反应非常重要。我们的目标是用最低的镇静药物剂量来达到镇静效果,以尽可能减少毒副作用。下表中的药物剂量是针对气管插管机械通气患者的用量。

| | 丙泊酚(异丙酚) | 苯二氮䓬类 * | | | 右美托咪定 ** |
		咪达唑仑	劳拉西泮	地西泮	
负荷剂量	0.25~1 mg/kg	0.02~0.1 mg/kg	0.02~0.06 mg/kg	0.05~0.2 mg/kg	1 μg/kg, >10 min
起效	<1 min	1~5 min	5~20 min	2~5 min	1~3 min
输注	25~75 μg/(kg·min)	0.04~0.2 mg/(kg·h)	0.01~0.1 mg/(kg·h)(优于咪达唑仑)	不使用	0.2~0.7 μg/(kg·h)***
唤醒时间	10~15 min	1~2 h	2~6 h	2~4 h	6~10 min
风险	呼吸抑制 低血压 特发性横纹肌溶解症及酸中毒 ↑三酰甘油(甘油三酯)	呼吸抑制 低血压 活性代谢产物所致的输注镇静药物时间延长 在肝肾衰减时减少剂量	呼吸抑制 低血压 长期给药,丙二醇载体可能刺激静脉并导致代谢性酸中毒	呼吸抑制 低血压 反复使用后药物及活性代谢产物的累积导致过度镇静	低血压 心动过缓 心房颤动 在老年人中作用更显着 只有连续使用4天的安全性数据 在老年人中需根据肾功能调整使用剂量

* 在老年人中需减少剂量

** 较少用

*** 1.5 μg/(kg·h)的大剂量已被大型的临床研究证实为安全。文献见:*Pandharipande PP, Pun BT, Herr DL, et al. JAMA, 2007, 298: 2644-2653.*

12. 成人常用阿片类镇痛药表

这里有几种阿片类药物可用来镇痛,你需要关注的是哪些药物是你所在的医院有的,并预计将来你会用到的药物有哪些。熟悉这些药物基本的药代动力学及其不良反应。请务必制订一个镇痛计划并同所有的医护人员进行沟通,从而达到持续的效果。

以下用法参考自2002《危重患者持续使用镇静、镇痛药物的临床指南》(详见参考文献)。

下表的剂量仅供参考,需结合患者疼痛的程度及患者是否在接受机械通气等因素进行调整。

	吗啡	氢吗啡酮	芬太尼
间断静脉推注剂量	0.01~0.15 mg/kg,每1~2 h 1次	10~30 μg/kg,每1~2 h 1次	0.35~1.5 μg/kg,每0.5~1 h 1次
输注	0.07~0.5 mg/(kg·h)	7~15 μg/(kg·h)	0.7~10 μg/(kg·h)
半衰期	3~7 h	2~3 h	1.5~6 h
等效镇痛 IV 剂量*	10 mg	1.5 mg	200 μg
何种情况下首选	间歇性给药	间歇性给药 血流动力学不稳定 肾衰竭	对急性疼痛的患者迅速起效 血流动力学不稳定 肾衰竭
风险**	组胺释放造成低血压 由于代谢的原因在肾衰竭时作用延长	—	高剂量造成躯体僵直 重复使用造成药物蓄积及作用时间延长

* 这些剂量的镇痛效果大致相似
** 不良反应同所有的药物类似,包括呼吸抑制、昏迷、谵妄、低血压(特别是使用吗啡时),以及肠梗阻

注意:哌替啶(度冷丁)和可待因可在许多医院可获得。然而,哌替啶的活性代谢产物可引起神经兴奋(焦虑、震颤、谵妄、癫痫)并可能与抗抑郁药物相互作用(禁忌同单胺氧化酶抑制剂一起使用,最好避免同5-羟色胺再摄取抑制剂同用)。所以不建议重复使用。可待因缺乏镇痛作用,对大多数患者无用。

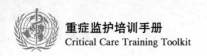

13. 神经肌肉阻滞剂在成人中的用法表

一些伴有严重 ARDS 的患者需要使用神经肌肉阻滞剂。一项随机临床试验显示,在严重的 ARDS 患者病程早期仅仅使用 48 h 的神经阻滞剂可降低病死率。虽然这项研究在重症 ARDS 早期使用了阿曲库铵 48 h,更便宜的选择包括泮库溴铵和维库溴铵。

	泮库溴铵	维库溴铵
静脉剂量	间歇使用:0.08~0.1 mg/kg 输注维持:0.2~0.6 μg/(kg·min) (通常 1~2.5 mg/h)	间歇使用:0.08~0.1 mg/kg 输注维持:0.2~0.8 μg/(kg·min) (通常 1~4 mg/h)
通常的给药点	根据患者反应间歇性给药 临床输注剂量的滴定或使用外周神经刺激器给予 4 个刺激后取出现 1~2 次抽动	
起效	<4 min	2~3 min
特殊风险	长时间作用:90~160 min 在肝肾功能不全时可出现药物蓄积 剂量依赖的心率增快、血压增高(由迷走神经阻断和微弱的拟交感神经作用所致)	活性持续的中位时间:30~45 min 在肝肾功能不全时可出现药物蓄积
常见风险	由于这些药物没有镇静镇痛效果,适当的镇静及镇痛药物应同时使用 心率和血压需常规监测;升高可能提示镇静及镇痛药物用量不足 如果长时间使用可造成 ICU 获得性神经肌肉障碍	

14. 成人常用抗精神病药物(氟哌啶醇)表

抗精神病药物可用来控制谵妄。氟哌啶醇是一种典型抗精神病药物,已被使用了许多年。非典型抗精神病药物也可使用(如喹硫平、利培酮)。右美托咪定是一种新型的同时有镇静及抗谵妄作用的药物。

	氟哌啶醇
负荷剂量	起始量 1~2 mg 静脉输注 每 15 min 加倍用量直至达到预期效果 在第 1 h 内总剂量不超过 30 mg
起效	10~20 min
风险	尖端扭转型室性心律失常,如心电图上 QTc 间期延长>460 ms 则不能使用 如患者出现体温过高、肌肉僵硬及横纹肌溶解症,需怀疑神经阻滞剂恶性综合征

15. 儿童常用镇痛剂、镇静剂及神经肌肉阻滞剂表

以下有几种镇静剂、镇痛剂、神经肌肉阻滞剂可供选择。你需要关注的是哪些药物是你所在的医院有的,并预计在将来你会用到的有哪些。熟悉这些药物基本的药代动力学及其不良反应。在下表中的剂量为建议用量,具体需根据个体的疼痛程度及患者是否有机械性通气进行调整。适量的镇静、镇痛药物需同神经肌肉阻滞药物一同使用,即使后者未起到镇静、镇痛效果。

⚠ 丙泊酚在<16 岁的儿童中禁止使用。

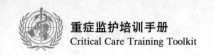
	药物	肠内剂量	静脉冲击剂量	静脉输注
镇痛	对乙酰氨基酚	10～15 mg/kg, 口服, 每6 h 1次	N/A△	N/A
	可待因	0.5～1 mg/kg, 口服, 每6～12 h 1次	N/A	N/A
	吗啡	0.2～0.4 mg/kg, 口服, 每6 h 1次	0.1～0.2 mg/kg	0～40 μg/(kg·h)
	芬太尼	N/A	1～2 μg/kg	0～8 μg/(kg·h)
镇静	咪达唑仑	N/A	0.1～0.2 mg/kg	0～4 μg/(kg·min)
	地西泮		0.1～0.2 mg/kg	N/A
	水合氯醛	30～50 μg/kg, 口服, 每6 h 1次	N/A	N/A
	三氯福司	30～50 μg/kg, 口服, 每6 h 1次	N/A	N/A
	阿利马嗪	1 mg/kg, 口服, 每6 h 1次	N/A	N/A
神经肌肉阻滞	维库溴铵	N/A	根据需要可达0.1 mg/kg	0～4 μg/(kg·min)

△:(译者注)N/A 不适用

（蔡仁田、宋炜**翻译**　　沈银忠**校正**　　卢洪洲**审校**）

第九篇 有创机械性通气的脱机

概述

采用一个方案使患者从机械通气中脱机。

每天协调自主呼吸试验(SBT)与镇静干预评价。

当患者具有下述几项时可行 SBT：

— 临床基础疾病得到改善

— 出现自主呼吸

— 充足的氧合和通气

— 无持续的心肌缺血

— 无大量升压药的使用

将呼吸支持减少到最低水平再进行 SBT

— 如果患者出现呼吸衰竭的症状

○ 停止 SBT

○ 恢复到之前的机械通气支持水平，以避免呼吸机疲劳

○ 评价并治疗引起呼吸衰竭的病因

○ 决定患者是否在第 2 天再次尝试 SBT

— 如果在 30 min 或 2 h 内患者没有出现呼吸衰竭的症状，那么要评估患者拔管的安全性，即咳嗽、分泌物和上呼吸道阻塞的风险。

在拔管后 48 h 要密切监测患者，若出现呼吸衰竭的症状提示需要重新插管。

工具清单

• 每日中断镇静与 SBT 协调的流程图
• 患者从有创性机械通气中脱机的流程图

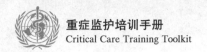
参考文献

- American Thoracic Society slideshow on ventilator waveforms, available at http://www. thoracic. org/clinical/critical-care/ventilator-waveform-analysis. php (accessed 7 December, 2011)

- Blackwood B, Alderdice F, Burns KE, et al. Protocolized versus non-protocolized weaning for reducing the duration of mechanical ventilation in critically ill adult patients. Cochrane Database of Syst Rev, 2010,12:CD006904.

- Brochard L, Rauss A, Benito S, et al. Comparison of three methods of gradual withdrawal from ventilatory support during weaning from mechanical ventilation. Am J Respir Crit Care Med, 1994,150:896 - 903.

- Brooks AD, Ahrens TS, Schaiff R, et al. Effect of a nursing-implemented sedation protocol on the duration of mechanical ventilation. Crit Care Med, 1999,27:2609 - 2615.

- Epstein SK. Decision to Extubate. Intensive Care Med, 2002,28:535 - 546.

- Esteban A, Frutos F, Tobin MJ, et al. A comparison of four methods of weaning patients from mechanical ventilation. N Engl J Med, 1995,332:345 - 350.

- Esteban A, Alía I, Gordo F, et al. Extubation Outcome after spontaneous breathing. Am J Respir Crit Care Med, 1997,156:459 - 465.

- Girard TD, Kress JP, Fuchs BD, et al. Efficacy and safety of a paired sedation and ventilator weaning protocol for mechanically ventilated patients in intensive care (Awakening and Breathing Controlled trial): a randomised controlled trial. Lancet, 2008,371:126 - 133.

- Levine S, Nguyen T, Taylor N, et al. Rapid Disuse Atrophy of Diaphragm Fibers in Mechanically Ventilated Humans. N Engl J Med, 2008:1327 - 1335.

- Manthous CA, Schmidt GA, Hall JB. Liberation from Mechanical Ventilation: a decade of progress. Chest, 1998,114:886 - 901.

- MacIntyre NR, Cook DJ, Ely EW, et al. Evidence-based guidelines for weaning and discontinuing ventilatory support: a collective task force facilitated by the American College of Chest Physicians; the American Association for Respiratory Care; and the American College of Critical Care Medicine. Chest, 2001,120:375S - 395S.

- MacIntyre N. Discontinuing mechanical ventilatory support. Chest, 2007,132:1049 - 1056.

- Newth CJ, Venkataraman S, Willson DF, Weaning and extubation readiness in pediatric patients. Pediatr Crit Care Med, 2009,10:1 - 11.

- Rothaar RC, Epstein SK. Extubation failure: magnitude of the problem, impact on outcomes, and prevention. Curr Opin Crit Care, 2003,9:59 - 66.

1. 每日中断镇静与 SBT 协调的流程图

考虑使用一个流程框架,系统地评估患者是否能够中断镇静剂并从呼吸机上脱离。本流程图改编自一项关于觉醒和呼吸对照实验的论文,它发表于 *Lancet*(2008,371:126-133)。本流程图可以应用于 ICU 病房。

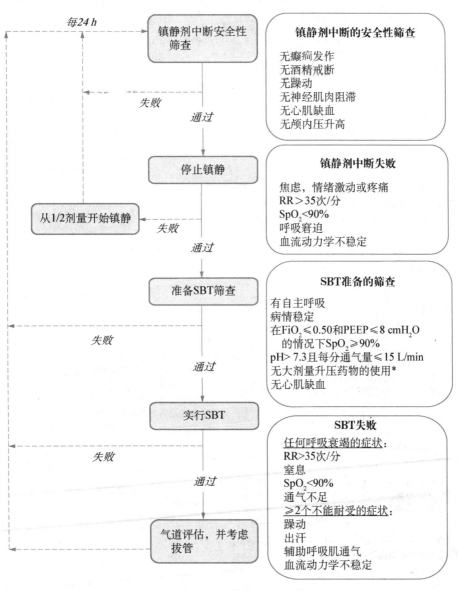

* 多巴胺≤5 μg/(kg·min),或者等效剂量的其他药物

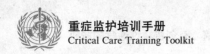
2. 患者从有创性机械通气中脱机的流程图

考虑使用一个流程框架,系统地评估患者是否能够脱离呼吸机。本流程图改编自一篇名为 *Discontinuing Mechanical Ventilatory Support in Chest 2007* 的综述文献。

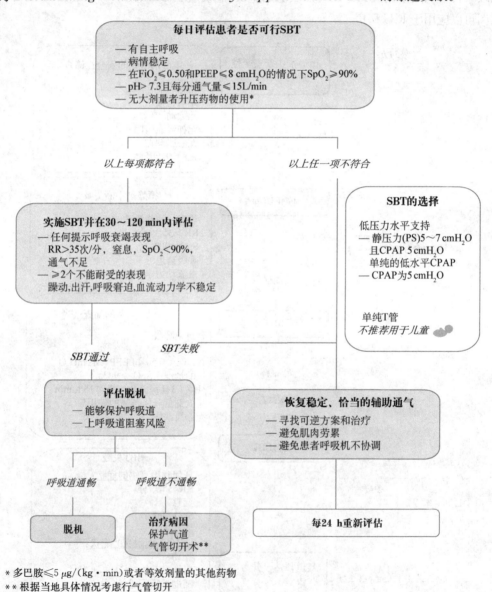

每日评估患者是否可行SBT
- —有自主呼吸
- —病情稳定
- —在$FiO_2 \leqslant 0.50$和$PEEP \leqslant 8\ cmH_2O$的情况下$SpO_2 \geqslant 90\%$
- —$pH > 7.3$且每分通气量$\leqslant 15L/min$
- —无大剂量者升压药物的使用*

以上每项都符合　　　　　　　以上任一项不符合

SBT的选择

低压力水平支持
- —静压力(PS)5～7 cmH_2O
且CPAP 5 cmH_2O
单纯的低水平CPAP
- —CPAP为5 cmH_2O

单纯T管
不推荐用于儿童

实施SBT并在30～120 min内评估
- —任何提示呼吸衰竭表现
RR>35次/分,窒息,$SpO_2 < 90\%$,
通气不足
- —≥2个不能耐受的表现
躁动,出汗,呼吸窘迫,血流动力学不稳定

SBT通过　　　　　SBT失败

评估脱机
- —能够保护呼吸道
- —上呼吸道阻塞风险

恢复稳定、恰当的辅助通气
- —寻找可逆方案和治疗
- —避免肌肉劳累
- —避免患者呼吸机不协调

呼吸道通畅　　　呼吸道不通畅

脱机

治疗病因
保护气道
气管切开术**

每24 h重新评估

* 多巴胺$\leqslant 5\ \mu g/(kg \cdot min)$或者等效剂量的其他药物
** 根据当地具体情况考虑行气管切开

（周利君翻译　李涛、卢水华审校）

第十篇　预防并发症的最佳方法

概述

危重症相关并发症

— 院内感染〔如导管相关性血流感染（BSI）、呼吸机相关性肺炎（VAP）、尿路感染（UTI）〕
— 静脉血栓形成
— 消化道溃疡出血
— 压疮
— ICU 获得性神经肌肉障碍

降低并发症危险的措施

— 半卧位防止发生 VAP
— 加强消毒措施防治 BSI
— 应用抗凝剂预防成人及青少年静脉血栓形成
— 早期应用肠内营养预防消化道溃疡和感染
— 勤翻身预防压疮
— 早运动防止神经肌肉障碍

目录清单

- 成人肠内营养操作规程
- 儿童肠内营养操作规程
- 中心静脉置管要点清单
- 预防 VAP 要点清单
- 预防 UTI 要点清单

参考文献

- Coffin SE，Fraser V，Griffin FA，et al. Strategies to prevent ventilator-associated

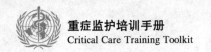
pneumonia in acute care hospitals. Infect Control Hosp Epidemiol, 2008,29:S31 – S40.

- Cohen AT, Tapson VF, Bergmann JF. Venous thromboembolism risk and prophylaxis in the acute hospital care setting (ENDORSE study): a multinational cross-sectional study. Lancet, 2008,371(9610):387 – 394.

- Geerts WH, Berggvist D, Pineo GF, et al. Prevention of venous thromboembolism. ACCP evidence-based clinical practice guidelines. Chest, 2008,133:381S – 453S.

- Implement the Central Line Bundle, Resource from the institute healthcare improvement. (http://www.ihi.org/ihi)

- Lo E, Nicolle L, Classen D, et al. Strategies to prevent catheter-associated urinary tract infections in acute care hospitals. Infect Control Hosp Epidemiol, 2008,29:S41 – S50.

- McClave SA, Martindale RG, Vanek VW, et al. Guidelines for the provision and assessment of nutrition support therapy in the adult critically ill patient. J Parenter Enteral Nutr, 2009,3:277 – 316.

- Muscedere J, Dodek P, Keenan S, et al. Comprehensive evidence-based clinical practice guidelines for ventilator-associated pneumonia: prevention. J Crit Care, 2008,23:125 – 137.

- Pronovost P, Needham D, Berenholtz S, et al. An intervention to decrease catheter-related blood stream infections in the ICU. N Engl J Med, 2006,355:2725 – 2732.

1. 成人肠内营养操作规程

操作规程如下：

(1) 留置一根营养管。

(2) 通过 X 线片确定营养管的位置（可以留置在胃内或小肠内）。

(3) 一旦确认营养管的位置，可以开始注入 **30 ml 的清水或者食物**。

(4) 每 4 h 抽吸一次鼻胃管。

(5) 逐渐增加鼻饲量，以期在 48 h 内使患者适应并达到全量。

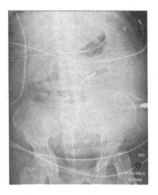

Courtesy of Dr. Adhikari

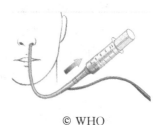

© WHO

胃肠营养不耐受

胃肠营养不耐受可能会造成胃内排空延迟，导致胃内容物残留增加

应立即停止营养的高限值目前还不清楚

何时停止胃肠营养

—— 营养量大（250～500 ml）

—— 不耐受的临床体征（腹痛、腹胀、腹泻）

营养不耐受的特征都是不典型的

合理的治疗包括将饲养管放入小肠（可以在床边操作），或者增加促动力药（如甲氧氯普胺静脉注射）

确定热量目标并力求在短时间内（数天）达到

每天评估患者的热量需要量，或者基本能量消耗（BEE）、存在发热或者应激时采用以下公式校准

—— BEE(cal/d)＝25×体重(kg)

—— 发热：BEE×1.1（正常体温每升高 1℃）

—— 轻中度的应激：BEE×(1.2～1.4)

—— 中重度的应激：BEE×(1.4～1.6)

评估患者每天的蛋白需要量

—— 正常：1.2～2.0 g/kg

—— 高分解代谢：2～3 g/kg

—— 非蛋白质热量和氮的比例（70：1～100：1）

2. 儿童肠内营养操作规程

经鼻胃管肠饲是液体支持首选方法。

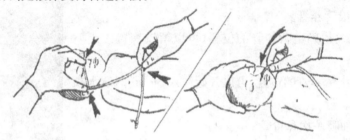

© WHO http://whqlibdoc.who.int/publications/2005/9241546700.pdf

（1）测量鼻到耳及耳到上腹部的距离。

（2）插入鼻胃管至测量刻度处。

（3）确认鼻胃管处于正确位置：

　　— 使用 pH 指示剂滴定检测抽吸物的 pH 值；

　　— 胸部 X 线检查可显示插入的位置；

　　— 如果怀疑导管不在正确位置→移动导管和重新置入。

（4）将鼻胃管固定在面颊，以避免导管对鼻孔造成向上的压力。

（5）一旦确认鼻胃管处于正确位置，用水冲洗导管，然后就可安全地用以鼻饲食物及药物。

（6）鼻饲药物后用无菌水冲洗鼻胃管，否则容易引起导管堵塞。

以下情况需检查鼻胃管的位置：

　　— 每次使用前

　　— 如果持续性鼻饲进食，每 6 h 1 次

　　— 呕吐或干呕、呼吸窘迫及过度剧烈咳嗽后

　　— 怀疑导管脱出（导管外露部分增多）

鼻胃管规格			
这仅是一个大致的标准。导管内径必须与儿童鼻孔大小相适应。			
患儿特点	**导管大小(fr)**	**患儿特点**	**导管大小(fr)**
<2 kg，早产	4	年长儿和青少年	12
2～4 kg	6	小成人	14
出生～1 岁	8	大成人	16
幼儿	10		

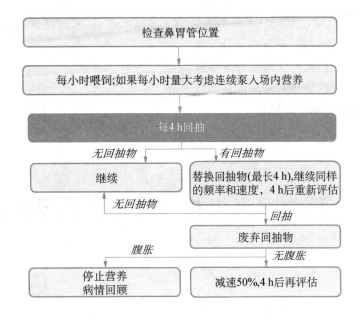

3. 中心静脉置管要点清单

☑ 一篇合作研究的文献中发现，使用中心管道要点清单提醒术者可以显著降低中心静脉导管相关的血源性感染。这份清单根据以下文献改编自：*Pronovost P*，*Needham D*，*Berenholtz S*，*et al. An intervention to decrease catheter-related blood stream infections in the ICU. N Engl J Med*，*2006*，*355*：*2725 - 2732*.

☐ 操作前手的卫生消毒

☐ 插管时采取最大限度的隔离措施
    ☐ 完全无菌外衣
    ☐ 口罩
    ☐ 面罩
    ☐ 无菌手套
    ☐ 头套
    ☐ 患者从头到脚覆盖无菌单

□ 使用2％氯己啶(洗必太)或70％异丙醇来做皮肤准备,来回擦拭30 s

□ 全干燥后开始穿刺,不可以部分干燥

□ 选择最佳位置:优先选择锁骨下静脉,不首选股静脉

□ 一旦放置就位,必要时每天评估静脉导管

□ 如果不再需要则拔除导管

4. 预防呼吸机相关性肺炎的要点清单

☑ 为了预防呼吸机相关性肺炎(VAP,一种气管插管、有创机械通气的并发症),可能的话,请参考一下本流程。

□ 用口插管代替鼻插管

□ 让患者保持半卧位(床头角度抬高30°～45°)

□ 使用封闭式吸痰系统

□ 定期排清管道中的冷凝水

□ 每位患者均使用新的呼吸机管路,只有在受到污染或损坏时更换(不是常规更换)

□ 当发生故障、受到污染或每5～7天更换热与湿度交换器(HME)

□ 进行常规的抗感染口腔护理

□ 以安全迅速的方式终止有创机械通气

    □ 中断持续的每天经静脉镇静用药

    □ 每天评估是否可以进行SBT

    □ 准备好后予以拔管改无创呼吸机通气(如主要适用于COPD急性加重的患者,并且仅适用于在无创呼吸机通气方面有足够专业知识的医疗中心)

注意:HME由于显著增加无效腔,并不常规用于婴儿及儿童。可用湿化器替代。

5. 预防尿路感染的要点清单

☑ 防止尿路感染（UTI）需要有合适的导尿管插管技术，以及正确管理。建议采用如下流程：

- **导尿管插管**
  - ☐ 只在必要时才给予插导尿管
  - ☐ 操作前注意手的卫生消毒
  - ☐ 使用无菌技术和无菌设备
  - ☐ 使用尽可能小型号的导管，以适宜患者排尿

- **留置导尿管理**
  - ☐ 保持小便通畅
  - ☐ 定期排空尿袋
    - ☐ 为每名患者准备单独的尿液收容器
    - ☐ 不要让导尿管的阀门接触尿液收集器
  - ☐ 尿袋始终低于膀胱水平
  - ☐ 清洁尿道口，常规清洁即可
  - ☐ 固定导尿管，避免其移动以及牵拉尿道
  - ☐ 在无菌状态下，方可持续关闭导尿系统
    - ☐ 不要断开导尿管与下面导管的连接，除非需要做导尿管冲洗
    - ☐ 如发生下述情况，更换无菌采集系统，消毒导尿管和导管接口：
      - — 无菌术未严格执行
      - — 接口分离
      - — 尿液泄漏
  - ☐ 无适应证时，尽快拔出导尿管

（王珍燕、刘莉、齐唐凯、宋炜**翻译**　卢洪洲**审校**）

第十一篇　重症监护质控

概述

质量保证的医疗是指提供安全、及时、高效、公平、以患者为中心的照护。

系统质量改进非常重要,因为医疗服务非常复杂,即使尽了最大努力也很难做到完美。

照护质量涉及 ICU 结构、护理过程及患者的治疗效果。

使用"计划-执行-检查-处理"(Plan-Do-Check-Act, PDCA 循环)来提高照护质量:

　— 重点是照护过程而不是直接评价照护结果

　— 例如 LPV 以潮气量为目标,感染性休克早期使用抗生素

工具目录

- 每日最佳临床实践清单
- 感染性休克患者中心静脉导管质量管理清单
- 高质量使用间歇通气指令治疗 ARDS 的清单
- ICU 重点问题选择流程及质量改进的流程
- 启动、改进、评估并维持一个质量改进计划的清单

参考文献

- Assessing and tackling patient harm: a methodological guide for data-poor hospitals. Available at http://www. who. int/patientsafety/news_events/news/research_apr2011/en/index. html
- Bion JF, Heffner JE. Challenges in the care of the acutely ill. Lancet, 2004, 363: 970 - 977.
- Brown L. Quality assurance of health care in developing countries. Quality assurance project. Quality assurance methodology refinement series, 2000.
- Campbell H, Duke T, Weber M, et al. Global initiatives for improving hospital care for children. Paediatrics, 2008, 121: e984 - 994.
- Curtis JR, Cook DJ, Wall RJ, et al. Intensive care unit quality improvement: a "how-

to" guide for the interdisciplinary team. Crit Care Med，2006,34:211 - 218.

- Hales BM，Pronovost P. The checklist — a tool for error management and performance improvement. J Crit Care，2006,21:231 - 235.
- Hales B，Terblanche M，Flowler R，et al. Development of medical checklists for improved quality of patient care. Int J Qual Health Care，2008,20:22 - 30.
- Institute for Healthcare Improvement. (http://www. ihi. org/ihi)
- Kuzniewicz MW，Vasilevskis EE，Lane R，et al. Variation in ICU risk-adjusted mortality impact of methods of assessment and potential confounders. Chest，2008,133:1319 - 1327.

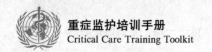

1. 每日最佳临床实践清单

☑ 请用以下列表来评估您的患者是否正接受适当的预防措施。

患者：_____   日期：_____

- **每日镇静剂中断**
  ☐ 是
  ☐ 否,原因_____

- **SBT**
  ☐ 是
  ☐ 否,原因_____

- **抬高床头**
  ☐ 是
  ☐ 否,原因_____

- **压疮评估**
  ☐ 是
  ☐ 否,原因_____

- **肠内营养**
  ☐ 是
  ☐ 否,原因_____

- **深部静脉血栓形成(DVT)预防**
  ☐ 是
  ☐ 否,原因_____

- **胃溃疡预防**
  ☐ 是
  ☐ 否,原因_____

- **抗菌药物**
  ☐ 是(天数_____种类_____)
  ☐ 否

- **今天的镇静目标. 在框内填写 RASS 评分目标**

- **需要动脉置管**
  ☐ 是
  ☐ 否

- **需中心静脉置管**
  ☐ 是
  ☐ 否

(改编自：*San Francisco General Hospital*，*San Francisco USA*)

2. 感染性休克患者中心静脉导管质量管理清单

☑ 请使用以下工具来了解你是否使用中心静脉导管（CVC）来为严重脓毒症/感染性休克患者提供优质护理。

- **技术能力**
  - ☐ 合适尺寸和类型的导管
  - ☐ 临床插入导管时使用个人防护设备
  - ☐ 有熟练的医生插入导管
  - ☐ CVP 显示器准确可用
  - ☐ 有测定 $ScvO_2$ 的血气分析仪且工作状态完好
  - ☐ 有熟练的医生进行针对性复苏

- **安全**
  - ☐ 使用插管清单，预防血源性感染
  - ☐ 超声引导以防止插管的并发症
  - ☐ 熟悉并计划应对并发症（如气胸引流、动脉穿刺）
  - ☐ 必须每日评估：当不需要时取出中心导管以尽量减少血源性感染的可能

- **结果评估**
  - ☐ 并发症发生率（如血源性感染、气胸）

- **过程评估**
  - ☐ 监测 CVP 和 $ScvO_2$，目标实现

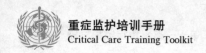
3. 高质量使用间歇指令通气治疗 ARDS 的清单

☑ 通过使用此清单来了解你是否用 IMV 为 ARDS 患者提供高质量的医疗服务。

- **技术能力**
  - ☐ 可用的机械通气类型
  - ☐ 能够提供 PEEP
  - ☐ 能够测量气道平台压力
  - ☐ 能够提供高浓度的氧气
  - ☐ 插管设备随时可用
  - ☐ 预防感染材料一应俱全(预防空气传播的措施)
  - ☐ 熟练掌握插管技能的人员
  - ☐ 熟练掌握 IMV 的使用和故障排除的技术人员
  - ☐ 无故障的动脉血气分析仪
  - ☐ 无故障的脉冲血氧计

- **安全**
  - ☐ 应对难以插管的情况[后备人员、设备、计划(如环甲软骨切开术)]
  - ☐ 应对 IMV 并发症(如气胸引流、镇静剂)
  - ☐ 并发症发生的预防(如每日 SBT 评价、每日中断镇静及 VAP 预防)

- **过程评估**
  过程评估(如肺保护目标达成)

- **结果评估**
  并发症(如 VAP、气胸)

4. ICU 重点问题的选择流程及质量改进流程

以下流程图提供了一个框架,用于选择在质量改进中需要关注的问题。它还显示了"计划-执行-研究-处理"程序的基本步骤(已获得许可:*Dr. Andre Amaral*,*Sunnybrook Health Sciences Centre and University of Toronto*,*Toronto*,*Canada*)

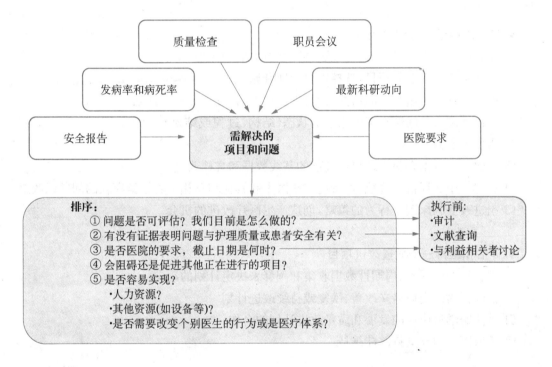

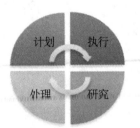

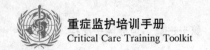

5. 启动、改进、评估并维持一个质量改进计划的清单

此列表列出了在 ICU 中启动、改善、评估和维持一个 QI 计划的步骤(改编文献:*Curtis JR*, *Cook DJ*, *Wall RJ*, *et al. Intensive care unit quality improvement: a "how-to" guide for the interdisciplinary team. Crit Care Med*, 2006, 34: 211 - 218.)

● **启动或促进质量改进计划**

□ 做好准备工作:激发动力,团队支持,强有力的领导力

□ 优先考虑有潜能的项目,选择项目后即开始

□ 准备该项目付诸实施的措施,构建支持项目,开发一个商业计划

□ 通过周围环境的调查了解当前的状态(结构、过程或结果)、潜在的障碍、机会和项目需要的资源

□ 创建一个数据采集系统提供准确的基线数据和文档改进

□ 创建一个数据报告系统,这将使临床医生和其他利益相关者了解存在的问题以改进

□ 引进改变临床医生行为的策略,创造产生医疗改进的机会

● **评估和维持一个质量改进项目**

□ 根据持续的观察、周期性数据收集和阐释来决定计划的动向

□ 修改行为改变策略来改善、恢复或持续改进计划

□ 关注跨学科协作的发展和质量改进计划的合作

□ 争取医院领导支持并能维持

(王琳、戴亚鸣、董宁、张林**翻译**　鲍美娟**审校**)

第十二篇　感染的预防与控制

概述

照护 ARI 患者时,全程使用标准的飞沫预防措施,在执行某些高危操作时采取预防经空气传播措施。

标准的预防措施包括:

— 咳嗽礼仪

— 手卫生

— 适当的废物处置和清洁

— 安全注射程序和处置锐器

— 适当的个人防护装备(PPE)

飞沫传播的预防措施包括:

— 患者在 1 m 内时即使用医用口罩

— 患者应安置在单间,如无条件,床间距要超过 1 m

— 限制患者在医院病房外的行动

— 如果患者可以接受,当其在医院的病房外活动时也应佩戴医用口罩

空气传播预防措施包括:

— 使用一次性隔离衣、手套、护目镜

— 通过气密性检查的防颗粒物面罩

— 足够通风

— 尽量减少在患者房间里不必要的停留

在卫生保健机构感染预防控制的分类策略包括:

— 行政控制

— 工程控制

— 合理性和持续地使用 PPE 和保持手卫生

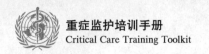

PPE：

　　— 评估潜在暴露、接触破损皮肤的风险，选择 PPE

　　— 在所有潜在的暴露期间使用 PPE

　　— 正确脱卸 PPE

　　— PPE 不能替代手卫生

工具目录

- PPE
- 手卫生
- 应对产生气溶胶操作的程序清单

参考文献

- Advice on the use of masks in the community setting in Influenza A（H1N1）outbreaks. WHO Interim Guidance，May 2009.
- How To Hand Wash? WHO Poster，May 2009.
- Infection prevention and control of epidemic and pandemic prone acute respiratory disease in Health care. WHO Interim Guideline，EPR 2007.
- Infection prevention and control in health care for confirmed or suspected cases of pandemic（H1N1）2009 and influenza-like illnesses. WHO Interim Guidance，June 2009.
- Interim guidance on infection control measures for 2009 H1N1 influenza in healthcare settings，including protection of healthcare personnel. CDC，July 2010.

1. 个人防护装备

个人防护装备(PPE)的使用,应根据患者护理过程中可能出现的风险作评估,预计接触患者血液、其他体液或破损皮肤的可能性。如有被溅到身体和面部的风险时,需执行手卫生,使用手套、隔离衣、医疗口罩和眼镜。下面是如何正确穿脱 PPE 的方法。

穿脱 PPE 步骤

1) 穿着 PPE(认为需要完全穿着 PPE 时)

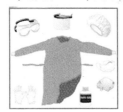
(1) — 识别危害、控制危险因素。携带必需的个人防护用品。
— 计划在何处穿脱个人防护用品?
— 是否有同伴? 有没有镜子?
— 是否清楚如何处理医疗废物?

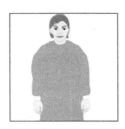
(2) 先穿外套

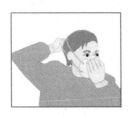
(3) 戴上颗粒物防护口罩或医疗口罩;
如果使用口罩,请先进行密封性检查

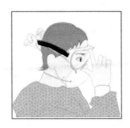
(4) 戴上护眼装置,如面罩或护目镜(最好是防雾护目镜);
帽子可戴可不戴,如果戴,要在佩戴护目镜之后再戴帽子

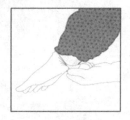

（5）戴上手套（套在袖口外面）

2）脱卸 PPE

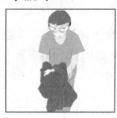

（1）—— 避免污染自己、别人和周围环境
　　 —— 首先除去污染最严重的物品
　　 —— 脱手套和衣服：
　　　　 —— 以向外卷的方式脱去防护服和手套
　　　　 —— 小心处理防护服和手套

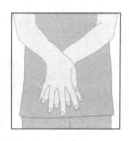

（2）执行手卫生

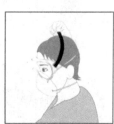

（3）—— 脱去帽子（如果戴了帽子的话）
　　 —— 从头后去除护目镜
　　 —— 将护目镜放入单独的后处理容器中

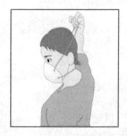

（4）脱去口罩（如果戴了口罩的话）

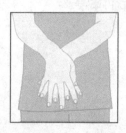

（5）执行手卫生

2. 手卫生

接触患者前后和接触污染的物品或表面后,必须执行手卫生。如果双手没有明显污垢时,使用含酒精成分的产品洗手。有明显污垢或被蛋白质类污染后用肥皂和水洗手。下面是用肥皂和水洗手的示例,同样的方法也可适用于使用含酒精成分产品时,整个过程 40～60 s（含酒精成分的产品 20～30 s）。

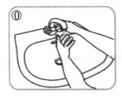

湿润双手

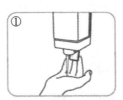

用足够的洗手液覆盖手部皮肤

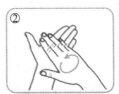

双手手心对手心摩擦

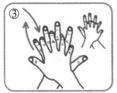

右手心放在左手背上手指交叉搓擦,反之亦然

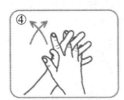

手心对手心并手指交叉搓擦

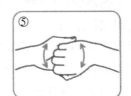

弯曲手指关节在掌心揉搓

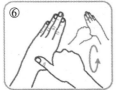

右手掌心紧握左手拇指并转动摩擦,反之亦然

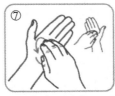

右手指尖用力在左手掌心前后转动摩擦,反之亦然

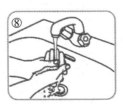

冲洗双手

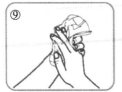

使用一次性毛巾彻底擦干双手

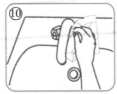

使用毛巾关上水龙头

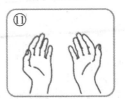

现在,你的手是安全的了

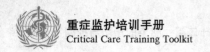

3. 应对产生气溶胶操作的程序清单

颗粒物防护口罩密封检查

(1) 戴上口罩,双手盖于口罩前,但不要移动位置。

(2) 正检查:深呼气。口罩内正压表示无漏气。如有漏气,调整位置和(或)头带的松紧度。重复步骤,直到正确固定。

(3) 负检查:深吸气。如无漏气,口罩将吸住脸部。漏气会造成负压损失,口罩不能吸住脸部。

☑ 对于产生气溶胶的操作,如气管插管、心肺复苏术、支气管镜检查、吸引或呼吸道分泌物开放吸痰时,考虑使用以下清单预防空气污染。

☐ 与患者接触前后,卸下 PPE 后都要洗手。

☐ 使用面部颗粒物防护口罩(如欧盟 FFP2 或美国 NIOSH 认证的 N95)

☐ 使用保护眼睛的工具(如护目镜或面罩)

☐ 使用清洁、未消毒、长袖的长衫

☐ 使用手套(某些操作需要戴无菌手套)

☐ 确保房间足够通风(如换气次数大于每小时 12 次,增加气流方向控制)

☐ 避免无关人员进入房间

(石磊、汪邦芳**翻译** 卢洪洲**审校**)

第十三篇 伦理思考

概述

在疾病大流行期间,对重症监护需求可能远超过可用资源。分诊决策可能更需要关注如何配置稀缺资源和患者优先就医的权利。

5个原则可用来指导决策,包括:效用,拯救最大生命年数,先到先得,随机选择和生命周期。

来自安大略的健康计划和多个原则策略可作为示例。

在疾病大流行预防中公众的参与度对制订公平、透明、互信的防控策略至关重要。

工具目录

- 序贯器官衰竭评分表
- 突发公共卫生事件下呼吸机分配的多原则策略表
- 安大略省流感大流行健康计划流程图
- 重症监护分诊工具表

参考文献

- Centers for Disease Control. Ethical considerations for decision making regarding allocation of mechanical ventilators during a severe influenza pandemic or other public health emergency. Prepared by the ventilator document workgroup for the ethics subcommittee of the advisory committee to the director. Available at http://www.cdc.gov/od/science/integrity/phethics/docs/ethical-considerations-allocation-mechanical-ventilators-in-emergency-201011.pdf
- Chapter 17A (draft critical care pandemic triage protocol) of ontario health plan for an influenza pandemic, August 2008. Available at http://www.health.gov.on.ca/english/providers/program/emu/pan_flu/ohpip2/ch_17a.pdf
- Ferreira FL, Bota DP, Bross A, et al. Serial evaluation of the SOFA score to predict outcome in critically ill patients. JAMA, 2001, 286:1754 – 1758.

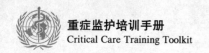

- Swiss influenza pandemic plan. Available at http://www. bag. admin. ch/influenza/ 01120/01134/03058/index. html? lang＝en

- White DB, Katz MH, Luce JM, et al. Who should receive life support during a public health emergency? Using ethical principles to improve allocation decisions. Ann Intern Med, 2009, 150: 132 - 138.

- World Health Organization. Ethical considerations in developing a public health response to pandemic influenza. 2007.

- World Health Organization. Addressing ethical issues in pandemic influenza planning. Discussion Papers. 2008.

（董文静翻译　沈银忠审校）

1. 序贯器官衰竭评分表(SOFA)

序贯器官衰竭评分表(sequential organ failure assessment，SOFA)评分通常用于描述和定量器官衰竭程度，也可用来预测结果，因此已用于分诊策略的制订中。SOFA 分诊评分系统分别计算临床特征的初始状态与 48 h 后的变化状态，预测病死率。最高得分是 24 分，在 Ferriera 发表的文献中对 SOFA 评分有详细的介绍(详见参考文献)。如初始 SOFA 评分>11 分，则病死率达 95%；而评分数≤9 分则可能性只有 33%。如起始评分>11 分，首个48 h 内评分下降，则病死率<6%。如首个 48 h 内评分不变或上升，起始评分 2～7 分，病死率为 37%；起始评分 8～11 分，病死率为 60%。此评分用于以下分诊策略。

	SOFA 评分				
变量	0	1	2	3	4
呼吸 PaO_2/FiO_2 (mmHg)	>400	≤400	≤300	≤200†	≤100†
凝血 血小板($\times 10^9$/L 或$\times 10^3/\mu l$)	>150	≤150	≤100	≤50	≤20
肝 胆红素(mg/dl)+	<1.2	1.2～1.9	2.0～5.9	6.0～11.9	>12.0
心血管 高血压	无	MAP<70 mmHg	Dop≤5 mg 或 Dob（任意剂量）·	Dop>5 mg，Epi≤0.1 mg，或 Norepi≤0.1 mg§	Dop>15 mg，Epi>0.1 mg，或 Norepi>0.1 mg§
中枢神经系统 Glasgow 昏迷评分量表(分)	15	13～14	10～12	6～9	<6
肾 肌酐(mg/dl)‖ 或尿量(ml/d)	<1.2	1.2～1.9	2.0～3.4	3.5～4.9 或<500	>5.0 或<200

* Norepi (norepinephrine)：去甲肾上腺素；Dob (dobutamine)：多巴酚丁胺；Dop (dopamine)：多巴胺；Epi (epinephrine)：肾上腺素
† 数值为使用呼吸辅助支持下
+ 胆红素单位转换 mg/dl 至 μmol/L 时，乘以系数 17.1
§ 使用肾上腺素能药物至少 1 h[剂量为 μg/(kg·min)]
‖ 肌酐单位转换 mg/dl 至 μmol/L 时，乘以系数 88.4

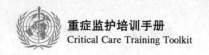

2. 突发公共卫生事件下呼吸机分配的多原则策略表

　　此表改编自:*White DB*,*et al*. *Ann Intern Med*,*2009*（详见参考文献）。它可作为使用定量法处理突发公共卫生事件下如何分配有限资源的示例。在其评分系统中,评分最低的患者在资源不足时将优先接受机械通气及重症监护。如两患者得分相同,可能要靠抽签作出公平分配。

　　此方法不能用于儿童,因为通常儿童病死率较低,预测分数不实用。

原则	规格	得分系统			
		1	2	3	4
效用（拯救最多生命）	短期存活预后（SOFA* 分值）	<6分	6～9分	10～12分	>12分
拯救最大生命年数	长期存活预后（医学评估并发症）	无并发症影响长期存活	轻度并发症,对长期存活影响小	中度并发症,对长期存活有实质的影响	重度并发症,可能1年内死亡
生命周期原则**	优先考虑尚未经历人生各阶段的患者(年龄)	12～40 岁	41～60 岁	61～74 岁	≥75 岁

* SOFA（sequential organ failure assessment）:序贯器官衰竭评分表
** 儿童患者应分开考虑,因为儿童体型小,需要不同型号的设备

3. 安大略省流感大流行健康计划流程图

对可能收治入院/转诊的任何患者都要按照如下步骤进行是否需要重症监护的评估。

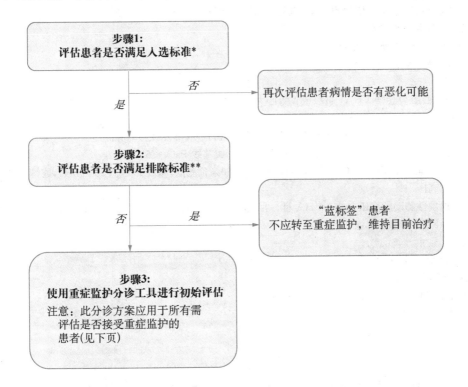

步骤1:
评估患者是否满足入选标准*

否 → 再次评估患者病情是否有恶化可能

是 ↓

步骤2:
评估患者是否满足排除标准**

是 → "蓝标签"患者
不应转至重症监护,维持目前治疗

否 ↓

步骤3:
使用重症监护分诊工具进行初始评估
注意:此分诊方案应用于所有需
评估是否接受重症监护的
患者(见下页)

* 入选标准

患者必须满足 A 项或者 B 项中的 1 项:

A. 需要有创通气支持

- 难治性低氧血症(在使用非再呼吸式面罩,或 $FiO_2 > 0.85$ 的情况下,$SpO_2 < 90\%$)
- 呼吸性酸中毒 $pH < 7.2$
- 有呼吸衰竭的临床先兆
- 无法保护或维持气道

B. 低血压

- 低血压($SBP < 90$ mmHg 或相对低血压)伴休克的临床先兆(意识水平改变、尿量减少或其他终末器官衰竭)补液效果差,需升压药/肌肉收缩药支持,<u>病房内不能处理</u>

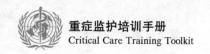

** 排除标准

患者满足以下任何 1 条标准即排除重症监护治疗：

- **严重外伤**（需要进一步观察）
- **严重烧伤**：满足如下任 2 项：
  - 年龄＞60
  - 烧伤面积（TBSA）＞40％
  - 吸入性损伤
- **心脏骤停**
  - 未发现的心脏骤停
  - 已发现心脏骤停，电击治疗（除颤，电复律，起搏）无效
- **晚期且伴不可逆的免疫抑制**
- **严重且伴不可逆的神经性疾病**
- **器官衰竭晚期**满足如下标准：
  - 心脏：
    - i. 纽约心脏协会（NYHA）Ⅲ级或Ⅳ级心力衰竭
  - 肺：
    - i. COPD，FEV_1＜25％预测值；基线 PaO_2＜55 mmHg，或继发性肺动脉高压
    - ii. 囊性纤维化使用支气管舒张剂后 FEV_1＜30％或基线 PaO_2＜55 mmHg
    - iii. 肺纤维化，肺活量（VC）或总肺活量（TLC）＜60％预测值，基线 PaO_2＜55 mmHg，或继发性肺动脉高压
    - iv. 原发性肺动脉高压合并 NYHA Ⅲ～Ⅳ级心力衰竭，或加心房压＞10 mmHg，或平均肺动脉压＞50 mmHg
  - 肝脏
    - i. Child Pugh 评分≥7 分
- **年龄＞85 岁**
- **24 h 需要输血量＞6 单位压积红细胞（PRBC）**
- **选择性姑息手术**

申诉/免除

在少数情况下，当分诊员和/或主治医生认为在初始评估中，某患者可能因此方案的异常而被误标为"蓝色"，或是明显危险性较低，则需要咨询中心分诊委员会。委员会可能会授权一项 48 h 监护试验，之后按方案再分诊。

4. 重症监护分诊工具表

初始评估		
颜色代号	标准	优先权/处理
蓝	排除标准*或SOFA>11分*	医疗管理＋/－对症姑息治疗和从CC出院
红	SOFA≤7分或单器官衰竭	最高
黄	SOFA 8～11分	中等
绿	无明显器官衰竭	推迟出院(Defer)或d/c,按需再评价

*如在初始评估至48 h内出现排除标准或SOFA>11分,则分诊代号转成蓝色,对症治疗。

CC:重症监护

d/c:出院

48 h评估		
颜色代号	标准	优先权/处理
蓝	排除标准或SOFA>11分或SOFA 8～11分无变化	对症姑息治疗和从d/c到CC
红	SOFA评分<11分并下降	最高
黄	SOFA≤7分无变化	中等
绿	不再需要机械通气	从d/c到CC

120 h评估		
颜色代号	标准	优先权/处理
蓝	排除标准**或 SOFA>11**分或SOFA<8分无变化	对症姑息和从d/c到CC
红	SOFA记分<11分且进行性下降	最高
黄	SOFA≤7分下降缓慢(过去72 h下降<3分)	中等
绿	不再需要机械通气	从d/c到CC

**如自48～120 h内出现排除标准或SOFA>11分,则分诊代号转至蓝色,姑息。

如两个患者评分相同,则两人有均等的机会接受治疗。采用先到先得或随机抽签指导分诊。

(沈银忠翻译 卢洪洲审校)

图书在版编目(CIP)数据

重症监护培训手册/世界卫生组织编著;卢洪洲,张志勇主译.—上海:
复旦大学出版社,2014.5(2016.2 重印)
书名原文:Critical Care Training Toolkit
ISBN 978-7-309-10401-1

Ⅰ.重…　Ⅱ.①世…②卢…③张…　Ⅲ.险症-诊疗-技术培训-手册　Ⅳ.R459.7-62

中国版本图书馆 CIP 数据核字(2014)第 038894 号

世界卫生组织授予上海市公共卫生临床中心翻译、复旦大学出版社出版中文版的权利。中文
版的质量和准确性仅由上海市公共卫生临床中心和复旦大学出版社负责。若英文版与中文
版有任何出入,应以英文原版为准。

重症监护培训手册
© 世界卫生组织 2014

重症监护培训手册
世界卫生组织/编著
卢洪洲　张志勇/主译
责任编辑/肖　芬

复旦大学出版社有限公司出版发行
上海市国权路 579 号　邮编:200433
网址:fupnet@ fudanpress.com　http://www.fudanpress.com
门市零售:86-21-65642857　　团体订购:86-21-65118853
外埠邮购:86-21-65109143
江苏省句容市排印厂

开本 787×1092　1/16　印张 8　字数 185 千
2016 年 2 月第 1 版第 2 次印刷
印数 5 101—6 200

ISBN 978-7-309-10401-1/R · 1368
定价:26.00 元